エイズは終わっていない
科学と政治をつなぐ9つの視点

ピーター・ピオット
Peter PIOT
宮田一雄＋樽井正義＝訳

AIDS
between Science and Politics

慶應義塾大学出版会

"LE SIDA DANS LE MONDE : Entre science et politique"
de Peter PIOT, avec la collaboration de Michel CARAËL

日本語版への序文

抗レトロウイルス治療の普及をはじめとするＨＩＶ／エイズ対策の目覚ましい成果が、世界の数多くの国で報告されています。二〇一六年にはエイズの流行史上初めて、世界のＨＩＶ陽性者の半数以上が治療を受けられるようになり、二〇〇五年当時と比べるとエイズ関連の死者は四八％も減少しています。[1] 対策のすべてのレベルにおいて、科学と政治のユニークな相乗効果がこうした集合的な成功をもたらし、世界的に二〇三〇年のエイズ流行終結を呼びかける機運も生まれています。ただし、この成果は均質なものではありません。二〇一六年の年間新規ＨＩＶ感染者は二百万人近くに達し、百万人がエイズ関連の疾病で亡くなっています。[2] エイズ終結はいまなお、簡単に実現できる目標ではありません。

流行のピーク時と比べれば、エイズ関連の死亡者数は目覚ましい減少を果たしているものの、ＨＩＶの新規感染はこの一〇年、大きく減っているわけではありません。東欧・中央アジア地域では二〇一六年のＨＩＶ新規感染者数が二〇一〇年と比べると六〇％も増えています。[3] 大変な増加率です。このような憂慮すべき状況は、科学と政治、そして現場でのプログラムを協調して進めていけるようにするために、新たな調整が必要なことを示しています。『エイズは終わっていない』日本語版は、私の友人である樽井正義、宮田一雄の翻訳により、世界のＨＩＶ／エイズ対策の極めて重要な時期に出版されることになりました。

対策のための資金は頭打ちもしくは減少し、解決に向けた世界の対応は弱まり、それなのに満足感だけが広がっている。若者世代の人口が地球規模で増え、史上最大になっているこの時期に、現在のままの状態が続くようなら、流行は再び拡大に転じるという結果を招くことになります。

日本は世界のＨＩＶ／エイズ対策に確固としたリーダーシップを示してきました。それは世界エイズ・結核・マラリア対策基金（グローバルファンド）創設の際に基盤となる役割を果たしてきたことにも表れています。さらにＨＩＶ／エイズについていえば、日本のグローバルファンドに対する資金拠出額は、世界で五番目です[4]。二〇一六年に開かれた第五次増資会合で、その翌年からの三年間をめどに八億ドルを拠出すると約束しました。円に換算すれば、第四次増資会合当時の四六％増で、資金拠出国のなかでも最大の増加率となっています[5]。資金拠出の緊縮傾向が強まるなかで、この日本のリーダーシップと投資は、各国のＨＩＶ／エイズ対策にとって、とりわけプログラムの実施を海外からの援助資金に頼らざるを得ない多数の国にとっては、極めて重要な意味があります。誰であっても、そして、どこで暮らしていても、確実に保健サービスへのアクセスが得られるようにするための揺るぎない日本の関与は、持続可能な開発目標（ＳＤＧｓ）のもとでのユニバーサル・ヘルス・カバレッジ（ＵＨＣ）実現に向けた積極的な姿勢の反映でもあります。こうした支援によって、何百万という人の命が救われているのです。

国内を見ても、日本はこれまでのところ、ＨＩＶ／エイズ対策に大きな成果をあげています。とりわけ抗レトロウイルス治療の普及とケアの継続に関する成果は大きなものです。しかし、キーポピュレーションのニーズ、とくに男性とセックスをする男性（ＭＳＭ）層のニーズに対応しきれているわけではありません。現状では予防サービスの提供が困難となっている人たちに必要なサービスが届くようにしていく努力が求められています[6]。いま置き去りにされている人口集団、およびその状況に対応するための課題は至るところにあり、ＨＩＶと社会的な脆弱性を克服する対策の再活性化が急務となっています。そのためには、ＨＩＶに関連したスティグマや差別の解消に向けた努力の継続もまた極めて重要です。

ほぼ四〇年に及ぶ流行を経てもなお、私たちはまだエイズ終結の軌道に乗っているわけではありません。ＨＩＶとの闘いに油断は禁物です。これから先も依然として大きな課題であることを認識する必要があります。エイズを国内的かつ国際的な課題として位置づけ、責任を持ってＨＩＶ対策を進めていくには、ＨＩＶアクティビズムが力を持ち続けなければなりません。かつてない規模で治療の普及を果たしてきたように、予防サービスの拡大に向けた努力も、更新をはかる必要があります。新たな手段の導入が重要です。予防ワクチンの開発や治癒が実現しなければ、エイズ終結は望めないでしょう。これまでに達成してきた成果のおかげで、科学と政治と現場のプログラムが協力し、一致してこの困難な流行に取り組むことがますます重要になっています。ようやく手にした成果を台無しにすることはできません。

二〇一八年九月、英国・ロンドンにて

ピーター・ピオット

注

（1） http://www.unaids.org/sites/default/files/media_asset/Global_AIDS_update_2017_en.pdf
（2） http://www.unaids.org/sites/default/files/media_asset/20170720_Data_book_2017_en.pdf
（3） http://www.unaids.org/sites/default/files/media_asset/20170720_Data_book_2017_en.pdf
（4） https://www.theglobalfund.org/en/news/2017-03-27-japan-secures-us313-million-contribution-to-the-

global-fund/
(5) https://www.theglobalfund.org/en/news/2017-03-27-japan-secures-us313-million-contribution-to-the-global-fund/
(6) Iwamoto A, Taira R, Yokomaku Y, Koibuchi T, Rahman M, Izumi Y, Tadokoro K. The HIV care cascade: Japanese perspectives. PloS one. 2017 Mar 20; 12 (3): e0174360.

目次

第三章　国際政治課題としてのエイズ　56

略語一覧

HIV（Human immunodeficiency virus）：ヒト免疫不全ウイルス

MSF（Medicins sans Frontieres）：国境なき医師団

NGO（Non-governmental organization）：非政府組織

PEPFAR（President's Emergency Plan for AIDS Relief）：大統領エイズ救済緊急計画

TAC（Treatment Action Campain）：治療行動キャンペーン

TASO（The AIDS Support Organization）：エイズ支援組織

TRIPS（Agreement on Trade-Related Aspects of Intellectual Property Rights）：知的所有権の貿易関連の側面に関する協定

UNAIDS（Joint United Nations Programme on HIV/AIDS）：国連合同エイズ計画

UNDP（UN Development Programme）：国連開発計画

UNESCO（UN Educational, Scientific and Cultural Organization）：国連教育科学文化機関

UNFPA（UN Population Fund）：国連人口基金

UNICEF（UN Children's Fund）：国連児童基金

WHO（World Health Organization）：世界保健機関

エイズは終わっていない

序章

現在を理解できないのは、過去を無視してきた必然的帰結だ。しかし、現在を無視するなら、過去を理解しようとしても徒労に終わるだろう。
——マルク・ブロック(1)

本書はパリのコレージュ・ド・フランスで、二〇〇九年から一〇年にかけて一〇回にわたって行った『貧困と闘う知識』シリーズの講義がもとになっている。私にとっては、エイズの流行の当初から科学者、臨床医、国連合同エイズ計画（ＵＮＡＩＤＳ）初代事務局長、そしてアクティビストとして得た経験を振り返る貴重な機会だった。その経験により、政治や経済を抜きにして、科学が人びとのためにできることはほとんどないが、同時に科学的な根拠と人権の尊重がなければ、政治は有効に機能しないし、有害なことすらあるという確信を持つようになった(2)。もともとはフランス語で出版され、今回はそれを英語に訳したのだが、実は単なる英訳本ではない。最新の文献を反映させて全面的に改訂を行い、重要な新しい話題を加えることでＨＩＶ／エイズの主要課題について最新の情報を提供するようにした。

ＡＩＤＳ、後天性免疫不全症候群は、二〇世紀から二一世紀への転換期を特徴づける破壊的な出来事の一つである。エイズの世界的大流行《パンデミック》は世界中の何千万という人の健康に打撃を与えただけでなく、国際関係、新規技術へのすべての人のアクセス、公衆衛生政策などにも衝撃をもたらした。セクシュアリティへの関わり、医師と患者との関係、国際関係における市民社会の影響力、南北間の連帯などを根本的に変え、健康問題をそれが本来扱われるべき国内政治と国際政治の場に押し出した。

一九八一年六月、米国で五人の白人男性同性愛者がごくまれな肺炎に相次いでかかったという報告があった。原因不明の病気に関するこのわずか数行の報告が伝えられたときに、スペイン風邪の流行以来、現代史上で最悪の世界的大流行《パンデミック》になることなど誰が予測できただろうか。(3) 当初は医学的な関心を呼ぶと思われたが、フランスでフランソワ・ミッテランが大統領に選ばれ、英国ではチャールズ皇太子とダイアナ妃が結婚し、ジャマイカの歌手ボブ・マーリーが死亡するといった話題の影に隠れてしまった。私は当時、アフリカとベルギーで性感染症の疫学研究に深く関わっていたが、それでもこの新たな症候群が三〇年以上も続き、病原体のウイルスに約七、六〇〇万人が感染して三、五〇〇〇万人以上が死亡する原因になろうとは想像もできなかった。(4) 性器分泌液や血液を含む体液で、あるいは母子間で感染する過去に例のないウイルス感染症の流行が、大きく拡大していることが理解されるようになるには、長い時間がかかった。エイズに対する最初の反応は、避けられない死や苦しみに直面する恐怖と、医学では救えない病に対する不安だった。そのときまで、現代医学は病原微生物に対してオールマイティの力があると思われており、少なくとも豊かな社会では完全に制御したとすら多くの人が考えていた。

最初の何年かはウイルスに感染した人たちにスティグマ［汚名］を着せることが顕著な時期だった。男性同性愛者、薬物使用者、血友病患者、ハイチ人およびアフリカ人などがその対象となった。いまもそうした時代が終わったわけではない。感染や死亡を大幅に減らすことが可能なのに、現実には世界的流行が続いている。そのギャップの原因の少なくとも一部は、見えにくくなったとはいえ残されている差別と偏見によって説明できる。UNAIDSの報告書は過去三〇年あまりの間に大きな進歩があったことを示している。二〇一七年六月時点では世界全体で二、〇九〇万人が抗レトロウイルス治療［エイズ発症を抑える治療］を受けている。治療の普及の結果、二〇一六年のエイズによる死亡者数は一〇〇万人と、二〇〇五年当時（一九〇万人）より四八％、二〇一〇年（一五〇万人）よりも三三％減少し、さらに二〇一六年の発生数（つまり、ヒト免疫不全ウイルスＨＩＶの年間新規感染数）は二〇一〇年当時より一六％減少し、一八〇万人となっている。(4)

エイズという病気は「他人ごと」と見られ、道徳的な非難の対象とされた。邪悪で罪深いと決めつける見方を、ＨＩＶ陽性者［ＨＩＶとともに生きる人びと］はアクティビストグループの活動を通して少しずつ払いのけることに成功していった。そうしたグループは若い医師や研究者の集団とも連携しており、私もその医師の一人だった。グループが注意を喚起したのは、尊厳を認められてケアを受ける権利、そして意思決定のプロセスと研究や対策実施に参加する権利を求めて闘う男性、女性、子供たちがいるということだ。

最初の何年かはウイルスに感染した人たちにスティグマ［汚名］を着せることが顕著な時期だった。男性同性愛者、薬物使用者、血友病患者、ハイチ人およびアフリカ人などがその対象となった。いまもそうした時代が終わったわけではない。感染や死亡を大幅に減らすことが可能なのに、現実には世界的流行が続いている。そのギャップの原因の少なくとも一部は、見えにくくなったとはいえ残されている差別と偏見によって説明できる。

エイズの終わりはまだ見えていない。毎日約五千人が新規にＨＩＶに感染し、約三千人が死亡している。歴史的な成功を踏まえ、予防、治療、研究、そして長期的な資金確保の拡大を進めていくには、これまでの二倍の努力が必要だ。

エイズ運動は公衆衛生の伝統的な発想を打ち破る力強い動きであり、安全保障、人間開発分野での保健課題の重要性に対する認識を深化させた。国際連携は遅々とした歩みではあったが、ＵＮＡＩＤＳと世界エイズ・結核・マラリア対策基金（グローバルファンド）の創設によって、最終的に他のグローバルな課題に対して模範を示すことになった。エイズ対策分野の支援は二国間援助、援助機関、民間財団、非政府組織（ＮＧＯｓ）、そして政治的指導層を巻き込み拡大していった。エイズの流行への対応が、さまざまな面で世界を変えてきたのだ。この流行が例外的な性格を持つことが認識され、政治分野では最も高いレベルの指導者が関与するようになった。世界のエイズ対策資金は、一九九〇年以前には年間二〇〜三〇万ドル程度だったが、二〇一三年には一九〇億ドルに増えている。[5] しかし、二〇一三年以降は数年にわたって頭打ち状態となり、二〇一六年も一九〇億ドルだった。[4]

そうであっても、エイズの終わりはまだ見えていない。毎日約五千人が新規にＨＩＶに感染し、約三千人が死亡している。[6] 歴史的な成功を踏まえ、予防、治療、研究、そして長期的な資金確保の拡大を進めていくには、これまでの二倍の努力が必要だ。二〇三〇年には、現在の金額をさらに大きく増やし、二〇〇億〜三〇〇億ドルの資金を得るシナリオを作成しなければならないのだから、一層の努力が求められる。[7] 効果的なワクチンの開発といった大きな技術的ブレイクスルーがないなかでは、二〇三〇年時点でもＨＩ

Vの新規感染は年間一〇〇万件を下らないだろう。悲しいことに水平線の彼方は黒い雲に覆われている。世界は経済危機やテロや気候変動など他の課題にも関心を高めていかなくてはならない。専門家のなかには、他の保健課題を犠牲にしてエイズの流行にお金を使い過ぎていると批判する人もいる。エイズはもう小さな慢性疾患に変わったと彼らはいう。だが、三、六〇〇万もの人が遅かれ早かれ抗レトロウイルス治療を必要とするようになり、しかも世界全体では、新たに治療を開始する人が一人増える間に二人がHIVに新規感染していることも忘れてはならない。

よくある話だが、複雑な問題に対し、シンプルな解決策を望む専門家もいる。抗レトロウイルス治療がセロディスコーダントなカップル［一人がHIV陽性で一人は陰性のカップル］の間のHIV感染を九五％以上減らすことができるとしても、生涯にわたる治療継続のための体制や他の制約要因を考えれば、早期治療が集団レベルでHIV感染をなくすとか、大きく減らすとかいったことには、まだ確証があるわけではない。抗レトロウイルス治療へのアクセスの改善は疑いもなくHIVに感染した人の生命を救うための最優先事項であるし、おそらくは新規感染を減らすことにも寄与するだろう。しかしエイズの「再医療化」は、個人および集団の行動、社会や文化の変化、そしてしばしば個人の行動の決定要因となる権力や地位の不平等な関係といった観点からHIVを考えるという試練に直面して、後退しようとしているようにも見える。ベルリンの壁崩壊後の旧ソ連諸国やアパルトヘイト後の南アフリカの劇的なHIV感染の増加、多くのゲイコミュニティにおける高い感染率の継続といった事例を見れば、感染に関する予測は、経営者がストックオプションを予想するようにはいかないことを示している。検査や治療薬、あるいは予防への勧告だけでは、流行の波を食い止めるのには十分ではないということなのだ。

流行は驚くほど多様であり、男性の割礼手術からコミュニティの協力まで、多様で適切な予防手段を工過去一〇年の世界的なエイズ対策は、科学と政治と現場のプログラムがうまくかみ合えば大きな成果が得られることを示してきた。

夫し、プログラムを組み合わせて対応する必要がある。そうした手段には大規模な治療の普及も含まれるが、それぞれの地域の実情にあわせ、新規感染の拡大要因は何か、最も大きな影響を流行から受けている集団はどこか、政治家から警察までさまざまな仕組みをどう活用するか、といったことを明確に理解したうえで進めなければならない。こうしたコンビネーション予防の実現には、対策の分権化とコミュニティの積極的な参加が重要であり、同時に最も高い感染リスクにさらされている「ホットスポット」に資金を集中しなければならない。

新戦略はまた、構造的な感染拡大要因の解消に向け、もっと影響力を行使しなければならない。性感染症の治療、リプロダクティブヘルス、家族計画、学校教育、結核とＨＩＶの予防、そうした対策の統合もしくは相乗効果がサービスを向上させ、利用者を増やすことにもなる。ただし、通常の保健サービス体制では歓迎されない人たちのためのＨＩＶプログラムは依然、必要だ。このことはしっかり頭に入れておかなければならない。膣内に塗布するマイクロビサイド〔殺微生物剤〕や経口薬によるＰｒＥＰ〔曝露前予防内服〕のような抗レトロウイルス薬を使った新たな介入策は、ＨＩＶ感染の高いリスクにさらされている人たちの感染を減らす追加的手段として期待が持てる。ＨＩＶワクチン開発も続ける必要があるが、基礎研究と臨床研究の成果が出るにはまだ、時間がかかる。完全な治癒の探究に関しても同様だが、それでももはやサイエンスフィクションの領域にあるわけではない。

研究は必要だ。HIV感染の具体的な課題に対応できるよう方向を見定めて進めていかなければならない。私は最近、人口一、八〇〇万の巨大都市ムンバイで、大きなクリケット大会に客を取られた貧民街のセックスワーカーやコミュニティ活動家と議論を交わした。アヴァハン［サンスクリットで「行動しよう」］という名の大規模HIV予防プログラムを視察したときのことだ。二〇年前にもこの町を訪れたことがあるので、今回の訪問では、アヴァハンのHIV感染予防プログラムが、差別を受け、高いリスクにさらされている人たちの感染をいかに大きく減少させてきたのかを確かめることができた。セックスワーカーの間には注目すべき変化が起きていた。自分たちで集団を組織する力をつけ、携帯電話を使えるようになり、貯金もある。警察官や客からの暴力も減り、ポン引きはいなくなり、彼女たちの組織への支援もある。過去一〇年の世界的なエイズ対策は、科学と政治と現場のプログラムがうまくかみ合えば大きな成果が得られることを示してきた。だが、連帯は崩れやすく、成果に満足して投資を減らしてしまえば悲惨な結果が待っていることも、歴史は教えている。エイズの最初の公式症例報告からすでに三〇年以上が経過しているが、歴史的に見ればこの流行はまだ初期段階なのだ。受け入れがたいレベルのHIV感染が世界的に続くという宿命論的な見通しとその惨状とを受け入れることを拒否し、HIVの除去、もしくは非常に低いレベルの風土病程度に持ち込み、効果的なワクチン開発を待つ。それ以外に私たちの選択はない。(8)

注

（1） Marc Bloch, *The Historian's Craft*（1953）, trans. Peter Punam（Manchester: Manchester University Press, 1922）. マルク・ブロック『歴史のための弁明——歴史家の仕事』村松剛訳、岩波書店、一九五六年／二〇〇四年。

（2） Peter Piot, *No Time to Lose: A Life in Pursuit Deadly Viruses* (New York: W. W. Norton, 2012). ピーター・ピオット『ノー・タイム・トゥ・ルーズ――エボラとエイズと国際政治』宮田一雄・大村朋子・樽井正義訳、慶應義塾大学出版会、二〇一五年。

（3） "Pneumocystis Pneumonia – Los Angeles," *CDC Morbidity and Mortality Weekly Report* 30 (1981), 250-252.

（4） UNAIDS, Fact Sheet – World AIDS Day 2017. http://www.unaids.org/sites/default/files/media_asset/UNAIDS_FactSheet_en.pdf

（5） UNAIDS, Fact Sheet 2014. http://files.unaids.org/en/media/unaids/contentassets/documents/factsheet/2014/20140716_FactSheet_en.pdf

（6） UNAIDS Data 2017. http://www.unaids.org/sites/default/files/media_asset/20170720_Data_book_2017_en.pdf

（7） The aids2031 Consortium, *AIDS: Taking a Long-term View* (Upper Saddle River, NJ: Financial Times Science Press, 2010).

（8） A. Jones et al., "Transformation of HIV from Pandemic to Low-Endemic Levels: A Public Health Approach to Combination Prevention," *Lancet* 384 (2014): 272-279.

第一章　変化し続ける複合的流行

地球規模の急速な拡大

エイズは一九八一年に初めて公式症例が報告された極めて新しい歴史的現象だ。北米、次いで西欧からの報告に続き、一九八五年頃には、中部アフリカが流行の中心と考えられるようになった。ザイール（現コンゴ民主共和国）、ルワンダ、ブルンジ、ウガンダ、ザンビアといった国々ではＨＩＶ陽性率が四〜五％に達していた。南部アフリカは、後にＨＩＶ陽性率が最も高い地域になるのだが、この当時はまだ、ほとんど影響を受けていなかった。一〇年後の一九九五年には、ウイルスが世界全体に広がり、とりわけ性産業が主要感染経路である南アジア・東南アジアでの拡大が強く懸念されるようになった。二一世紀の初頭には注射薬物使用による感染が旧ソ連諸国で広がった。現在ではアフリカの多くの国々のようにピークに達したと思われるところもあるが、東欧のような地域ではいまなお、流行は変動を続けているのだ。他に

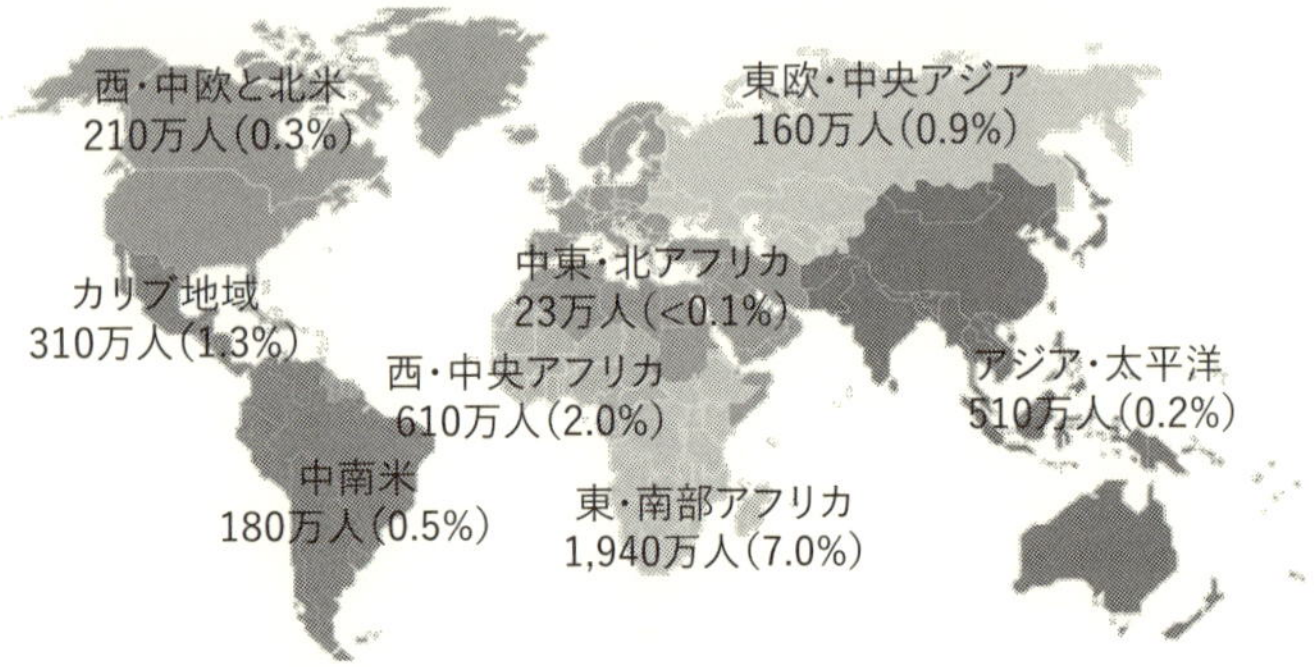

図１−１　世界の推定 HIV 陽性者数と陽性率（2016 年）
資料：UNAIDS, AIDSinfo

もたとえばパプアニューギニアでは、異性間の性感染を中心に流行が広がっている。サハラ以南のアフリカの数カ国では、注射薬物使用者や男性とセックスをする男性がＨＩＶ感染の高いリスクにさらされ始めているし、アジアや西側諸国でも男性とセックスをする男性の間で高率の新規感染が続いている。[1]

エイズのような感染症の流行を考えるには、「プリバレンス」、「インシデンス」、そしてエイズ関連の死亡数の三つの数字を押さえる必要がある。プリバレンスは、ある時点におけるＨＩＶ陽性者（ＨＩＶに感染している人）の合計数〔陽性者数〕もしくは全人口に占める割合〔陽性率〕を指す（以前からの感染と新規感染の両方が含まれる）。インシデンスは一定期間内（たいていは一年間）における新規感染者の発生数〔新規感染者数〕もしくは割合〔新規感染率、感染の発生率〕を指す。過去から現在までのＨＩＶ感染者数から死亡者数を引けば、現在のＨＩＶ陽性者数が出る。二〇一六年の時点では三、六七〇万人と推定されている。[2] エイズは二〇一〇年時点では、世界全体でみると五番目のＤＡＬＹｓ（障害調整生存年数[3]）の原因となっており、エイズがＤＡＬＹｓの一位になっている国も二三カ国ある。[4] 二〇〇〇年代半ばからの抗レトロウイルス薬へのアクセス拡大により何百万もの人が死を免れており、このことが感染している人の数が増える理由の一つとなった。また、そのためにＨＩＶ新規感染の減少傾向が隠されるかたちにもなった。二〇一六年の成人および子供の新規感染は推定一八〇万人で、二〇一〇年よりも一六％、二〇〇一年と比べると六四％も減少している[5]。新たに感染する人の数は依然、多いとはいえ、目覚ましい減少ぶりだ。二〇一六年の新規感染は東・南部アフリカでは七九万件で、二〇一〇年より二九％、アジア・太平洋地域では二七万件で一三％減少、一方で、東欧・中央アジアではＨＩＶ新規感染の増加が続き、二〇一六年は二〇一〇年当時より六〇％も上昇している[2]。

死亡者数は他のいかなる統計よりもエイズの厳しさを描き出している。二〇一六年には年間一〇〇万人が死亡し、その多くがサハラ以南のアフリカの人たちだった。この地域の国の半数ではエイズが最大の死亡原因となっている。ヨーロッパと米国では二〇一六年の一年間に一万八千人がエイズ関連の病気で死亡している[2]。そのほとんどは早期に感染が分かり、適切な治療を受けていれば助かったはずの人たちだ。

ＨＩＶ感染数はどのように推計するのか

すべての人に組織的にＨＩＶ検査を行っているわけではないのに、どうしてＨＩＶに感染した人の数が分かるのだろうか。疾病や感染やリスクの範囲を推定することは、常に公衆衛生の課題となる。世界規模の複雑な疫学調査を行っているため、エイズに関する公衆衛生学的なデータは他の分野よりはるかに精度が高いと思われる。実際に一九八〇年代末以降は、国連合同エイズ計画（ＵＮＡＩＤＳ）と世界保健機関（ＷＨＯ）が開発した標準的方法により、産婦人科を訪れる妊婦を対象にＨＩＶ抗体陽性率の調査が組織的に行われてきた。個人情報に配慮した匿名の調査が、同じ診療所で二年ごとに実施されている。ただし、対象となる患者は同じではない。この調査の結果により、異性間の性感染による感染の割合が推定できる。調査の目的は絶対数よりもむしろ、動向（増えているか、減っているか、横ばいか）を知ることにある。予防対策を進め、同時に感染している人への治療や支援のニーズを把握するにはそのほうが重要だからだ。

大人口を対象にＨＩＶ感染の程度と拡大を把握することは、人員や資材の調達管理に関わるさまざまな困難や疫学調査に必要な情報の不足に加え、少なくとも二つの理由から難しい。第一にＨＩＶは、人口全体に一様に広がるわけではない。他の層よりも大きなリスクを抱えている個人やグループがあり、そうした集団の規模すら分からないケースが多いことが、国全体の推計をより困難にしている（国によっては男性同性愛者など特定の集団が非合法の存在とされ、対策に協力を求めることが困難という事情もある）。ＨＩＶ陽性率を推計するには、焦点を絞った調査が必要になる。第二のより最近になって浮上した課題は、抗レトロウイルス治療のおかげで以前より多くのＨＩＶ陽性者が生存できるようになったことによる。エイズ治療プログラムの成功は、死亡数の減少、およびその結果であるＨＩＶ陽性者数の増加によって測られる。逆に感染している人の数の減少は、死亡する人が増えたためか、長期にわたる新規感染の低下が続いた結果なのか、どちらかを示すことになる。したがって逆説的ではあるが、少なくとも一世代の間は、新規感染は減少するがＨＩＶ陽性者数は増加する傾向を期待することになる。

特定の地域と期間における感染の絶対数や分布だけでなく、各国はエイズ対策では、最近の感染がどんな集団で起きているのかを把握する必要がある。そこにこそ予防対策の焦点を当てる必要があるからだ。しかし、ＨＩＶの定点観測調査で分かるのは、何年か前の感染動向であり、抗レトロウイルス治療のニーズ把握には有効だが、感染予防には理想的なデータとはいえない。問題は現在の感染の発生を大規模に把握できる信頼性の高い検査がないことだ。そのような検査方法の開発は、予防対策が有効か否か、高い感染のリスクにさらされている人たちにとって適切かどうかを推定するうえで極めて重要だ。

若者であれば、セックスや注射薬物使用による感染は比較的最近のことと考えられるので、ＨＩＶ陽性率がほぼ新規感染率を反映しているとみてよいだろう。ただし、若い妊婦のＨＩＶ陽性率をもとに一般人口全体の陽性率を推定しようとする場合は注意が必要になる。一般人口の同年代の女性および男性と比べると、妊婦の陽性率は高めになるかもしれないからだ。アフリカではとくに、女性のほうが男性よりはるかに若いときに感染する傾向がある。

システムがうまく機能し、定点観測調査や行動学的、血清学的な調査のデータが得られる国でも、ＨＩＶ陽性率の推計には困難が伴う。新たなデータや手法の改善があれば、推計は更新されるが、それが論争の原因になったり、陰謀説を生み出したりすることもある。たとえば二〇〇八年には、数千のデータバンクにアクセスを持つ米疾病予防管理センター（ＣＤＣ）が二〇〇六年当時のＨＩＶ陽性率推計を見直し、全米のＨＩＶ陽性者数は一一〇万人で、以前の推計より多いことを認めなければならなくなった[6]。また、ＵＮＡＩＤＳは二〇〇七年、インドのＨＩＶ陽性者数推計を五〇〇万人から二七〇万人へと大幅に下方修正すると発表した。疫学的サーベイランスの拠点が以前より大きく増え、大規模な調査データが得られるようになったからだ。

システムがうまく機能し、定点観測調査や行動学的、血清学的な調査のデータが得られる国でも、ＨＩＶ陽性率の推計には困難が伴う。新たなデータや手法の改善があれば、推計は更新されるが、それが論争の原因になったり、陰謀説を生み出したりすることもある。

最善の推計と将来予測には、複雑な統計モデルに対する信頼性を高めることが不可欠になる。UNAIDSとWHOは独立の専門家グループの意見を大いに取り入れている。そうした専門家の多くは、調査に直接、携わっているわけではない。このグループが推計手法とそのためのソフトウェアを開発した。ほとんどの国では、国内や国外の専門家による委員会があり、自国のデータを検証している。各国は二年に一度、推計を行い、そのデータはUNAIDSとWHOが運営する世界全体のデータベースに集約されている。米国ワシントン大学保健指標評価研究所による世界疾病負荷研究2010（死亡原因集合モデル）はすべての死亡原因を集約している。手法は異なるが、その死亡推計もUNAIDSが発表した推計と非常に近かった。(7) HIV推計は政治的な影響を受けやすく、ロシア、中国、インド、南アフリカといった国が、UNAIDSの数字に対し代替のエビデンスを示すことなく、疑義を呈していた時期もある。

HIVの流行の将来については、分からない要素が多く、治療についても予防に関しても長期の変化を見通せるモデルがあるわけではない。WHOが一九九〇年に疫学モデルのコンピュータープログラムで推測した二〇〇〇年時点の最悪シナリオでは、世界全体の感染者数は一、五〇〇万人から二、五〇〇万人との予想だった。(8) 残念ながら現実はそれより何百万人も多かった。

広範流行と局限流行

「広範流行」は一般人口に異性間の性感染が拡大した状態である。サハラ以南のアフリカ、ハイチ、カンボジア、パプアニューギニアなどがそうだ。「局限流行」は感染リスクの高い特定の集団で集中的に感染が発生する流行で、すでに経験している国は多い。南北アメリカ諸国やヨーロッパ、オーストラリアでは、主にゲイ男性の間で広がっているが、東欧では約五〇％が薬物使用者だ。逆説的なことだが、サハラ以南のアフリカ諸国のほうがヨーロッパなど他の国々よりも数字が正確なことがある。現象が広がっているほうが、中国のように事例がまれ、あるいは極めてまれであるより把握しやすいことがあるからだ。

アフリカを中心に約三〇カ国で一般人口に対するＨＩＶ感染の無作為抽出調査が行われている。たいていは既存の人口調査や保健調査の一環として行われる。こうした方法を使えば、より現実を反映した推計ができるようになるが、手間がかかる。一、五〇〇万から二千万の人口が対象だと、費用も七〇〇万～一、五〇〇万ドルになり、頻繁に繰り返すわけにはいかない。ＨＩＶ陽性者の人口調査にも問題がないわけではない。たとえばそうした全国調査では、男性の非参加率が五～一五％に達しているので結果の解釈が難しくなる。トラック運転手、移住労働者、兵士、セックスワーカーといったＨＩＶ感染のリスクにさらされやすい人たちの状況が反映しにくい方法なので、感染を過小評価することになりがちだ。人口調査の陽性率は妊婦を対象にした調査より少し低めに出る傾向がある(9)。たとえばレソトでは、妊婦は二六・五％だが、全国世帯調査は二四％だった。南アフリカでは、その差がとくに大きかった（二九％と一七％）。どちらが現実に近いのか。一般人口のサンプル調査では、普段生活をともにしていない人は含まれていないことがしばしばある。地元で働いていない人などだ。南アフリカ以外では、全国調査のＨＩＶ陽性率はやや過小評価気味で、妊婦を対象にした調査は少し過大評価になる傾向がある。

局限流行におけるハイリスク集団のＨＩＶ陽性率を推計するには、産科診療所における調査だけでなく、最も感染リスクが高い集団での調査も行わなければならない。国の状況によって異なるが、男性とセックスをする男性、注射薬物使用者、移住者といった人たちだ。局限流行への対処では推計の方法が一層難しくなる。感染のリスクの高い集団で陽性率を推計しようとすれば、その対象となる集団の規模をまず全国レベルで把握しなければならない。そうした行動をとる人たちの数を推計するには対象となる人たちと協力する必要がある。不法薬物の使用や同性愛、売春などの行動を非難し、処罰の対象としている社会は少なくない。その結果、ＨＩＶ感染の最も高いリスクにさらされている人たちが、公式の疫学調査では無視される可能性もある。対象とすべきそうした集団のハイリスク行動の変化や感染数がモニターできなければ、流行を制御しようとしても的外れにならざるを得ない。ほとんどの国が過去一五年の間にかなり大きなＨＩＶサーベイランスの改善を果たしてきたが、流行の広がりについて信頼度の高い推計を行うことが困難な領域は残されている。人口移動の力学を把握することが重要な地域もある。国内での移動が中心になっていることもあるし、国外に出て行くこともある。男性が多いことも、女性が多いこともある。それが陽性率の推計にも影響を与える。時として疫学調査は政治的な問題となり、二〇〇五年以前の中国のように問題そのものがまったく無視されることもある。河南省には、血液製剤用の採血がずさんに行われたために、成人の大多数がＨＩＶに感染した村もあったが、とくにそうしたところでは情報の取得が困難だった。二〇〇五年以降は中央政府が以前よりオープンになったため、状況は大きく変わっている。他の国々もまた、それぞれに問題を抱えている。たとえばコンゴ民主共和国では、広大な国土のほぼ半分は道路も整備されておらず、保健サービスは劣悪で、具合の悪い患者がいても診断のためのＨＩＶ抗体検査すら行えない状態だ。さらにコンゴ、スーダン、アフガニスタン、ソマリアといった国々は政治的に不安定で、治安は悪く、戦争がエイズを含む感染症のサーベイランスを阻む最大の要因になっている。データに関してこうした国々が他と異なるのは、ほとんどの場合、故意に隠されているのではなく、単に利用可能なデータがないということなのだ。

流行の多様化

ＨＩＶの流行のかたちは「単一」ではなく「複数」あると見たほうが正確だ。ＨＩＶはほとんどの国で「局地流行《エンデミック》」［土地や集団の流行病］になっているが、一つの国、地域、大陸のなかに、異なるかたちが見られる。世界全体を見れば、明らかに感染は不均衡なかたちで広がっているのだ。たとえばサハラ以南のアフリカの人口は世界人口の一四％なのに、[10] 二〇一六年のＨＩＶ陽性者数は六四％を占めている。[2] そして、アフリカのなかでも国による差が次第に大きくなっている。一九八〇年代の南アフリカにはエイズ患者はほとんどいなかったし、政府も流行が広がることになるなどとは考えていなかった。[11] 政治的な理由で否認されていたこともあるが、実際に一九九〇年時点でも妊婦のＨＩＶ陽性率は一％以下だったし、一九九二年でも二・七％だった。クワズールナタール州が最も影響が大きくても五％だった。アパルトヘイト体制の崩壊から二年後の一九九六年には、タウンシップ（旧黒人居住区）が消えて大幅に移動性が高まり、成人人口のＨＩＶ陽性率は一四％に跳ね上がった。西アフリカのセネガル、マリ、ニジェールといった国では、陽性率はワシントンＤＣやニューヨーク市内より低い。そのなかで最も影響が大きかったのはコート

HIVの流行のかたちは「単一」ではなく「複数」あると見た方が正確だ。HIVはほとんどの国で「局地流行《エンデミック》」［土地や集団の流行病］になっているが、一つの国、地域、大陸のなかに、異なるかたちが見られる。

ジボワールだ。最近まで首都アビジャンでは高い求人倍率があり、女性人口より男性人口のほうが多かった。アビジャンは域内全体の商業センターであり、経済的に豊かで、一九九〇年には一万人規模の性産業が登場した。西部・中部アフリカ地域では現在、ナイジェリアのＨＩＶ陽性率が最も高くＨＩＶ陽性者数は三二〇万人に達している[12]。

アフリカの流行も極めて多様であり、状況はいまなお変化を続けている。ルワンダのようにＨＩＶ陽性率が一五年前よりはるかに低くなっている国もいくつかある。南部アフリカでは、すべてではないがほとんどの国でわずかずつ減少している。北アフリカ・中東は世界で最も陽性率が低い地域の一つだった。性に関する厳格な社会規制、男性の割礼の慣習など、他とは異なる社会環境があるからだろう。だが、心配なことにこの地域のエイズ関連の死亡者数は過去一〇年で四八％も増加している。

エイズによる死亡数は、国や地域にもよるが、流行が始まってからの期間、ピークとなった時期、そして何よりも抗レトロウイルス治療普及のための努力といった要因によって、時とともに変化する。グラフは過去二〇年間の地域別死亡数を示したものだ（図1－2）。流行の自然的推移は、高所得国で示されているように、治療の有無で大きく異なる。南米は他の開発途上地域に先駆けて大規模な抗レトロウイルス治療を導入した。効果の高いこの治療法が報告された一九九六年、ブラジルが途上国で初めて、治療を必要とする人全員に無料で提供することを決め、死者の増加は大きく抑えられることになった。他方でアフリカでは抗レトロウイルス治療の導入が遅れ、死亡率が低下し始めたのは二〇〇五年頃になる。アジアには中国とインドという世界で一、二位の人口大国があり、二つの国を合わせた人口は二五億人に達している。ＨＩＶ陽性率は低く、中国で〇・一％以下、インドで〇・四％である。しかし、両国とも流行がいくつかの地域に集中しており、人口が多いので低陽性率でも感染している人の数は多い。中国では二つの省でとくに影響が深刻だが、原因はそれぞれ異なっている。一九八〇年代と九〇年代に中国中部の河南省では犯罪的な血液収集により約一〇万人がＨＩＶに感染している。血液製剤メーカーと結託した業者が、田畑からの惨めな収入を補おうとする貧しい農民たちから、わずかな代価で血液を買い付けた。そして何人もの提供者の血液を同じ容器で混ぜ、お粗末な装置で血漿を分離した後の血液を再び提供者に戻したのだ。このため短期間で何万人もの人びとがＨＩＶに感染することになった。南部の雲南省では国境を接するミャンマーからのヘロインの注射がＨＩＶ感染拡大の原因になった。ＨＩＶ感染の第三の波はいま、三つのM（Mobile Men with Money：大金を持って移動する男たち）によって沿岸地域の経済的に豊かな都市にゆっくりと広がり、顕在化し始めたゲイコミュニティにも広がっている。新たな富裕層が中国で、そしてベトナムでもＨＩＶの拡大を助けているのだ。エイズは必ずしも貧困とのみ結びついているわけではない。急速な開発に伴い、不平等が拡大したり、性に関する文化的な伝統が失われたりすれば、それが要因になることもある。

インドもまた地域によって特徴が異なる。平均二〇〇〇万の人口がある南部の各地区では、アフリカより低いとはいえ、陽性率は人口の三％前後に達していると思われる。そのほかに二つの異なる流行が進行している。その一つ、ムンバイおよびカルナタカ、タミルナドゥ、アンドラ・プラデシュ州では性産業に関連した異性間、および同性間の性接触で広がっている。もう一つは北東部で、ここではミャンマーからのヘロインを中心とした注射薬物使用による感染である。ヘロインだけでなく、薬局で買える腸疝痛の治療薬スパスモ・プロキシヴォンもある。使えば静脈はたちどころに破壊される薬だ。

東南アジアでは、カンボジア、ミャンマー、タイの三カ国が広範流行を経験しており、妊婦のＨＩＶ陽性率は一〜二％になった。国の予防対策プログラムにより、人口全体および性産業のセックスワーカーの

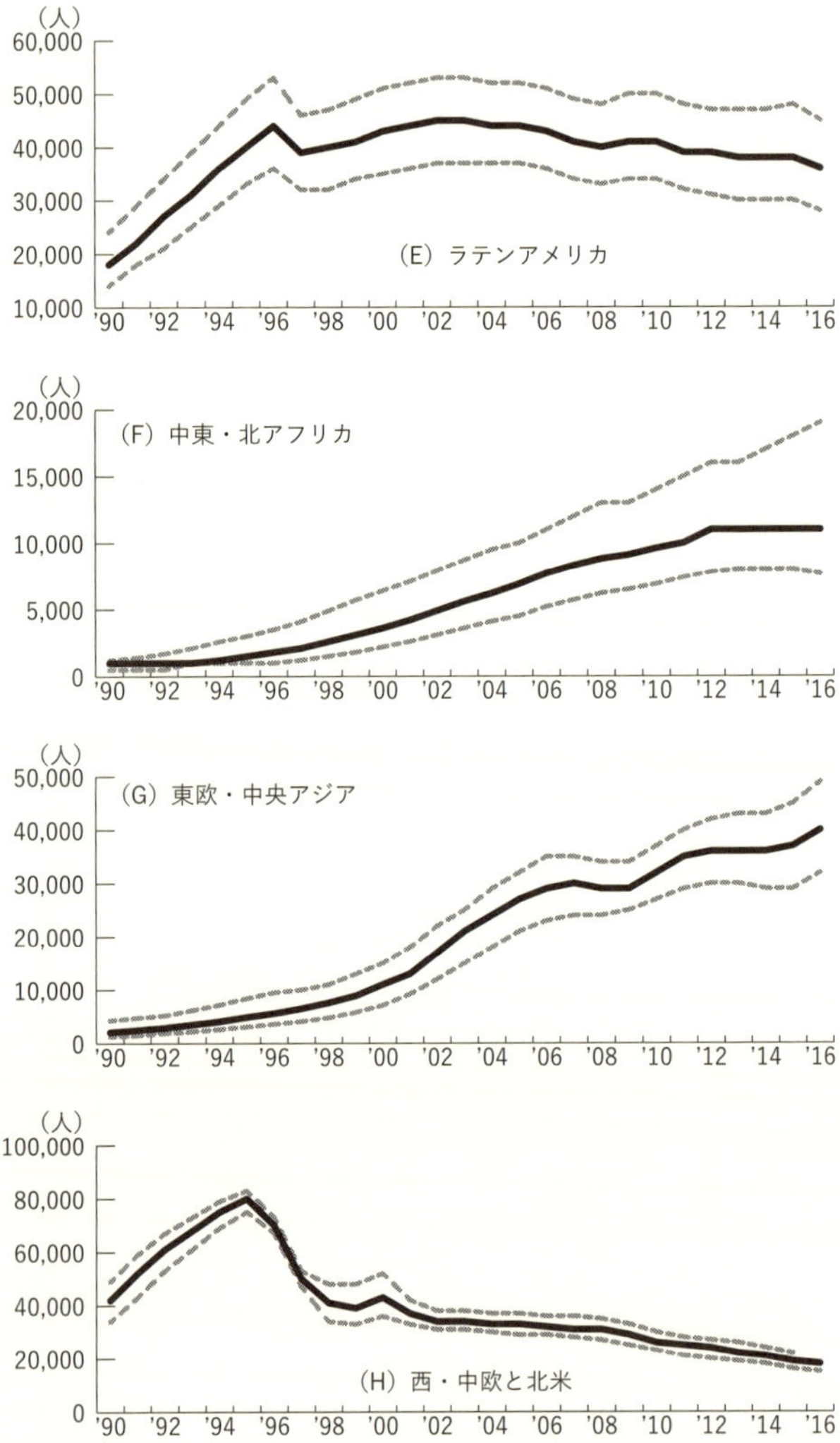
(人)
60,000
50,000
40,000
30,000
20,000
10,000
'90 '92 '94 '96 '98 '00 '02 '04 '06 '08 '10 '12 '14 '16
(E) ラテンアメリカ
(人)
20,000
15,000
10,000
5,000
0
'90 '92 '94 '96 '98 '00 '02 '04 '06 '08 '10 '12 '14 '16
(F) 中東・北アフリカ
(人)
50,000
40,000
30,000
20,000
10,000
0
'90 '92 '94 '96 '98 '00 '02 '04 '06 '08 '10 '12 '14 '16
(G) 東欧・中央アジア
(人)
100,000
80,000
60,000
40,000
20,000
0
'90 '92 '94 '96 '98 '00 '02 '04 '06 '08 '10 '12 '14 '16
(H) 西・中欧と北米

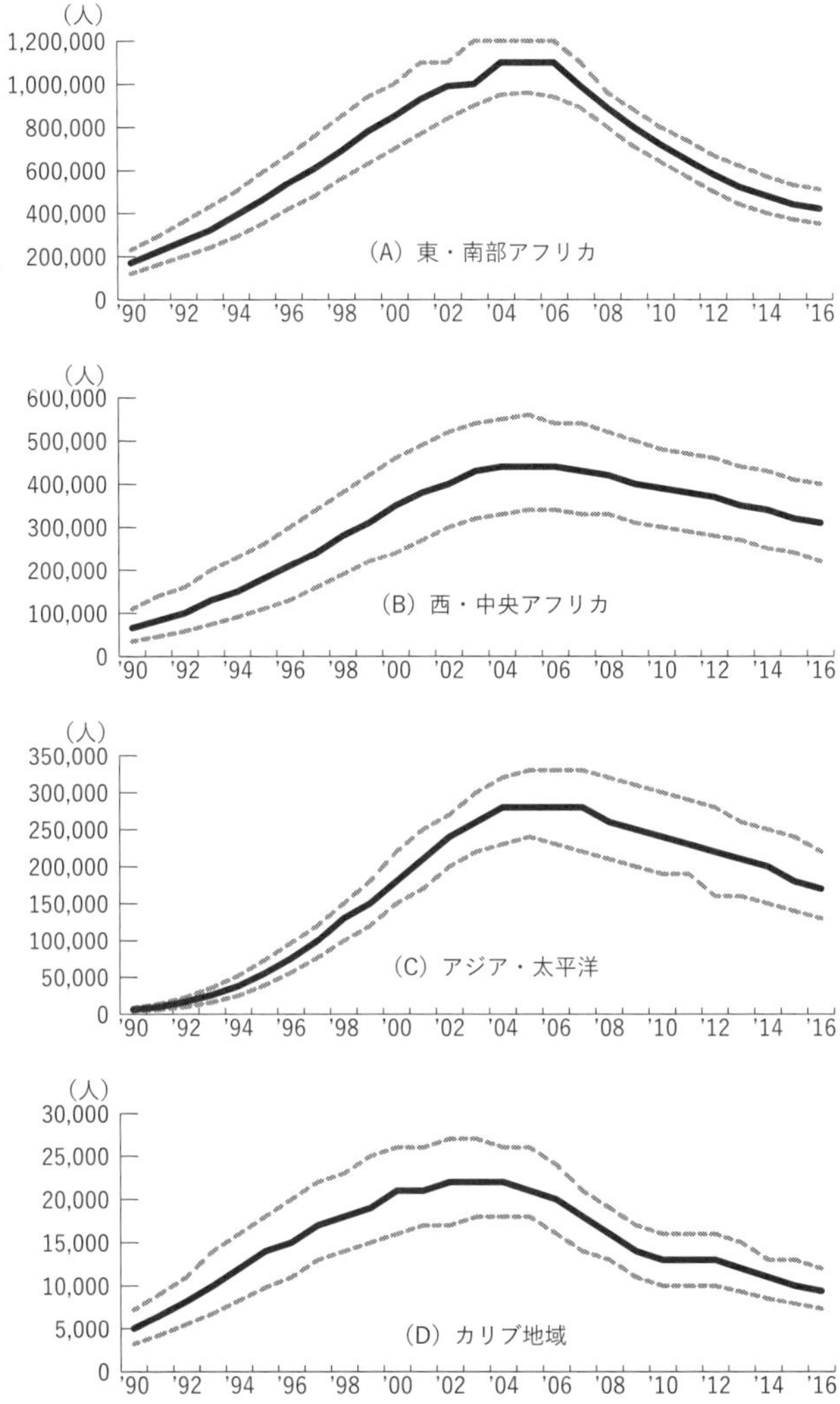

図 1－2　年次別・地域別エイズ関連死亡者数（1990 ～ 2016 年）
資料：UNAIDS, AIDSinfo

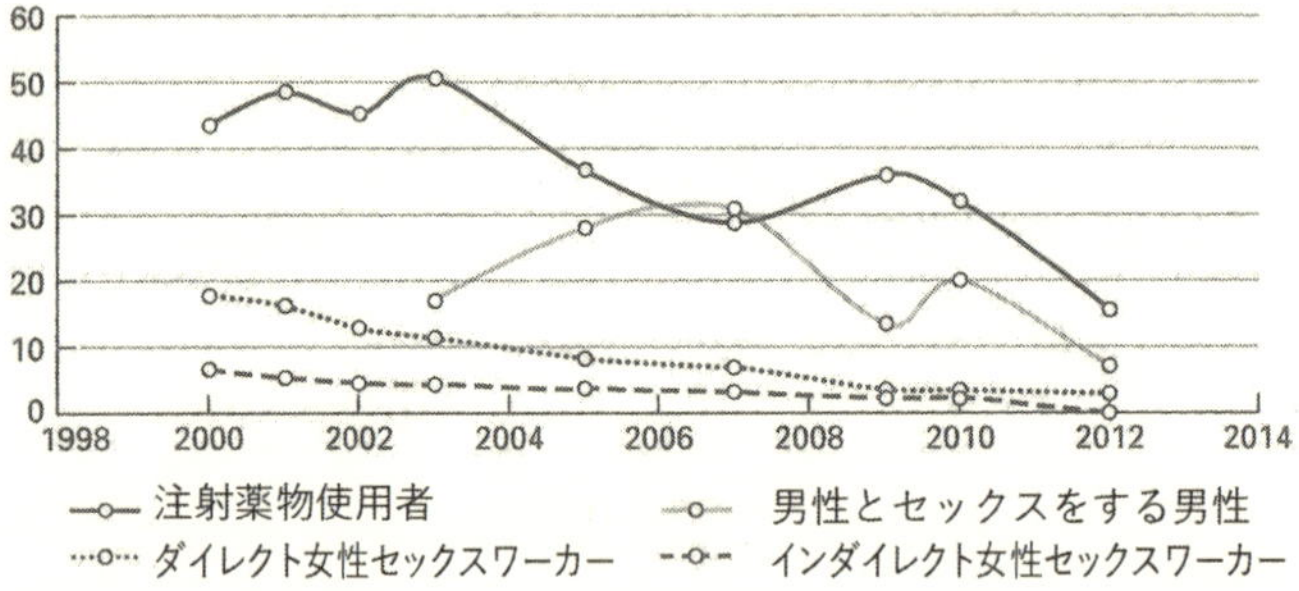

図1－3　タイの感染リスクにさらされている人口層での HIV 陽性率の推移

資料：HIV 拠点サーベイランス、UNGASS 国別進捗報告（2008、2010、2012）

「ダイレクト」は売春宿や性産業施設で働くセックスワーカー。「インダイレクト」は性的サービスの提供がカラオケやマッサージ、レストランなどエンタテインメント活動の影に隠されている施設のセックスワーカーを指す。[2012 年以降はほぼ横ばいで、2016 年には注射薬物使用者は 19.02%、男性とセックスする男性は 9.15%、セックスワーカーは全体で 1%である。資料：UNAIDS, AIDSinfo]

HIV陽性率は低下している。しかし、タイで見られるように主要都市における薬物使用者と男性同性愛者の間では依然、高い陽性率となっている（図1－3）。

東欧・中央アジアでは、二〇一〇年から二〇一六年の間にHIVの新規感染は六〇％増加しており、二〇一六年には一九万件と推計されている。なかでもロシアとウクライナの感染が多い。二〇一六年現在の東欧・中央アジア地域のHIV陽性者数は推計一六〇万人で、二〇一〇年当時の二七％増の年間四万人がエイズ関連の疾病で死亡していると推計されている[2]。ロシアでは深刻な影響を受けている薬物使用者の新規感染を防ぐ対策はほとんど、あるいはまったく取られていなかった。国の予防対策、とりわけ注射針交換と代替薬物療法は、政治的、イデオロギー的な理由により極めて不十分だった。注目しなければならないのは若年層の感染で、北米・西欧では三〇歳未満のＨＩＶ陽性者は三〇％にとどまっているのに、東欧では八〇％以上を占めている。ウクライナでは性感染も増えており、とりわけ注射薬物使用者とそのパートナーに多い。中央アジアの数カ国、とくにカザフスタン、キルギスタン、ウズベキスタンでは最近になってＨＩＶ感染の増加が報告されている。まさしく中央アジアは東西間の主要薬物密輸ルートの交差点なのだ。

ヨーロッパでは抗レトロウイルス治療が広く普及したことから、エイズによる死亡数が減少した。たとえば、スイスでは治療の影響が大きく、抗レトロウイルス治薬が市場に出て以降、年間の死亡数は一〇〇件以下に減った。一方で、二〇〇九年の年間新規感染判明数は、予防の新キャンペーンと軌を一にして約一七％の減になったとはいえ、死亡ほどには減っていない。フランスでは二〇〇九年時点でＨＩＶに感染している人は一五万人だった。新規に感染が判明した成人のうち、三〇％は最近の感染だ。他のヨーロッパ諸国と同様、フランスでも二〇〇三年以降、ゲイ男性の間で警戒すべき新規感染の増加が認められる。二〇〇九年にパリのゲイ向け施設（サウナ、ホテル／ヤリ部屋、バー）一四カ所で常連客を調査したところ、ＨＩＶ陽性率は一八％で、そのうちの二〇％は自らの感染を知らなかった。リスクの高い性行動が広まっているのだ。英国では二〇一一年現在のＨＩＶ陽性者数は九万六千人で、このうち四三％が男性とセックスをする男性だった。陽性者の四分の一は自らの感染を知らず、この割合は過去一〇年、ほとんど変わっていなかった。二〇〇九年には六千件を超える新規感染が報告されたが、その数はサハラ以南のアフリカからの移住者が減少しているため四年連続で低下している。

最近は新たな傾向も現れている。英国では流行の開始以来初めて、同性愛男性の新規感染が二〇一五年の三、一二三人から二〇一六年の二、三九八人へと二三％減少した。ロンドンではその減少傾向がさらに顕著になっている。二〇一五年に一、五五四件だった同性愛男性の新規感染が二〇一六年には一、〇九六人と二九％の減少となった。英国はこの集団における新規感染が大きく減少していることを確認したヨーロッパで最初の国の一つとなっている[13]。

米国でもＨＩＶの流行は変化している（図１－４）。初期の流行では白人ゲイ男性の間での感染が圧倒的に多かった。いまは感染リスクにさらされている人口層がもっと多様化している。男性とセックスをする男性が最も深刻な影響を受けて

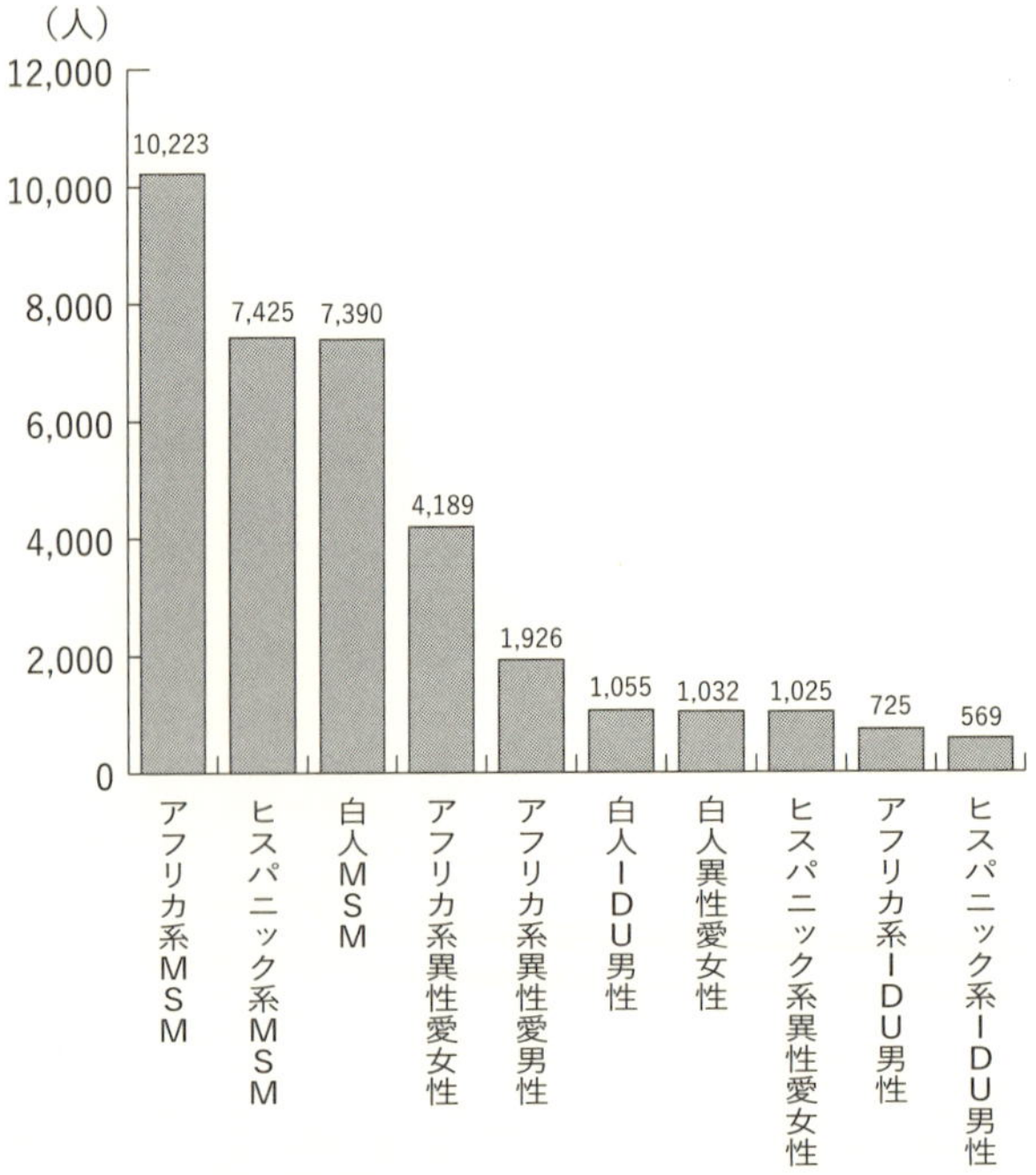

図１－４　米国で感染の影響を大きく受けている人口層別の2016年推定新規感染数

MSM ＝男性とセックスをする男性。IDU ＝注射薬物使用者
資料：米疾病管理予防センター（2018）

米国でもＨＩＶの流行は変化している（図１－４）。初期の流行では白人ゲイ男性の間での感染が圧倒的に多かった。いまは感染リスクにさらされている人口層がもっと多様化している。

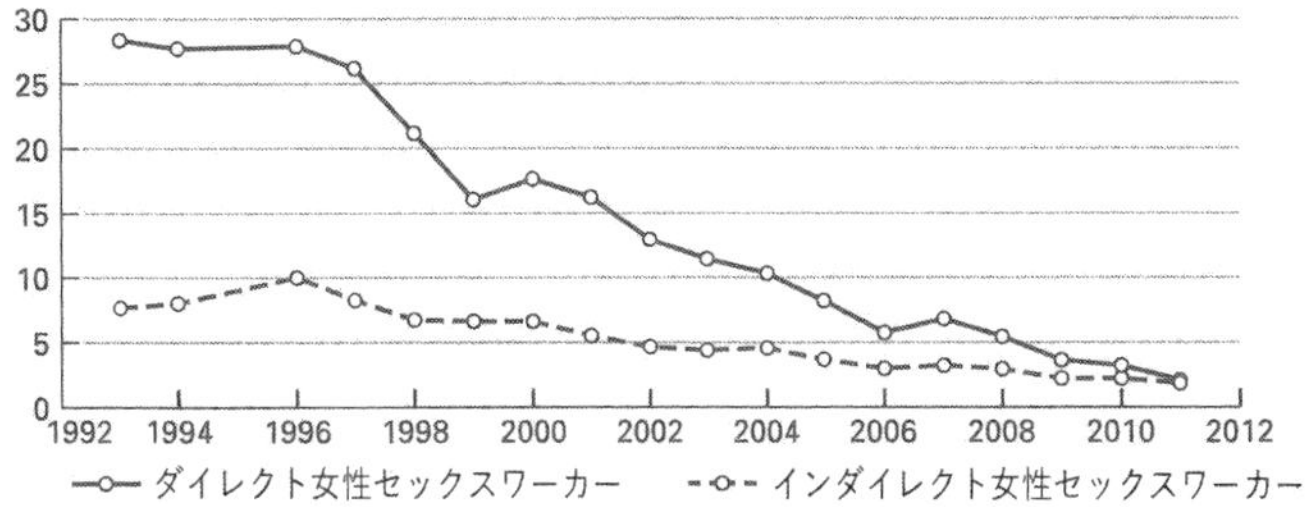

図1−5　タイにおける女性セックスワーカーの陽性率の推移 1993—2011

資料：HIV 拠点サーベイランス報告、UNGASS 国別報告 2010、2011［セックスワーカー全体で、2012 年は 2.7%、2014 年は 1.1%、2016 年には 1% になっている。資料：National AIDS Committee, Thailand AIDS Response Progress Report 2014; UNAIDS, AIDSinfo］.

いることに変わりはなく、わけても若いアフリカ系男性が深刻だ。しかし二〇一六年には異性愛者が新規感染の二四%を占め、HIV陽性者全体の中での割合も同程度になっている。また、二〇一五年の新規感染の一九%を女性が占め、そのうちの五六%は黒人女性、社会的立場がとくに弱い層だ。注射薬物使用者の新規感染は一九八〇年代以降、大きく減っている[14]。

世界全体でみると、HIV陽性者のプロフィールは多様化している。たとえばアジア太平洋地域の数カ国では、男性が依然、多数を占めているものの、低リスクの女性の比率も増え続け、ミャンマー、カンボジア、タイ、パプアニューギニアでは新規感染の三分の一を超えている。セックスワーカーを対象にした一〇〇%コンドームキャンペーンなどの予防対策プログラムは非常に効果があった（図1―5）。一九九〇年代には性産業が感染経路のほとんどを占めていたが、いまは新規感染の一部に過ぎなくなっている。

同じようにウガンダやモザンビークでも、新規感染の半数は低リスクの異性愛者であり、主にセロディスコーダントなカップル［一人がHIV陽性で一人は陰性のカップル］のパートナーだ。ケニアとウガンダではビクトリア湖沿岸の漁師が非常にリスクの高い集団であり、特別な対策が必要となっている。南米では、たとえばペルーのように、まったく異なる状況があり、流行は同性愛者が中心だ。ＨＩＶのリスク要因は多様で複雑で変化もしている。それぞれの疫学的な状況にあわせた予防活動を進めなければならない。ＵＮＡＩＤＳの「自分たちの流行を知ろう」という標語にもあるように疫学情報は常に更新していかなければならない。

社会的立場が弱いと感染リスクが高くなる

性感染でウイルスが人びとの間に広がる要因は何か。ロバート・メイとロイ・アンダーソン[15]はすでに古典となった研究のなかで、一定の人口における流行ないし病原生物の基本再生産率（R_0）は三つの変数によって決まることを示した（$R_0 = \beta c D$）（図1－6）。まず感染の確率（β）。たとえばインフルエンザウイルスは非常に感染力が強く、バスで咳や握手をすることで多くの人に感染していく。ＨＩＶに関しては感染の確率は生物学的、行動学的要因により、一〇分の一から一千分の一まで幅がある。性行為のタイプも大きく関係し、同性愛、両性愛の男性にとって、および異性愛の女性にとっても、ＨＩＶ陽性のパートナーとの無防備な「コンドームを用いない」受け身のアナルセックスは最もリスクが高い。ＨＩＶの感染性は血液、体液中のウイルス量によっても異なる。高い感染性を伴う高ウイルス血症は、抗体出現時もしくはエイズの最終ステージに見られる。男性から女性への感染のほうが女性から男性への感染よりも確率が高いことも示されている。生殖器感染症は、性器ヘルペスのような潰瘍でも、非潰瘍性の淋病でも、感染性を高めることになる。感染の確率は、性行動やパートナーの選択、パートナーの性的ネットワークに

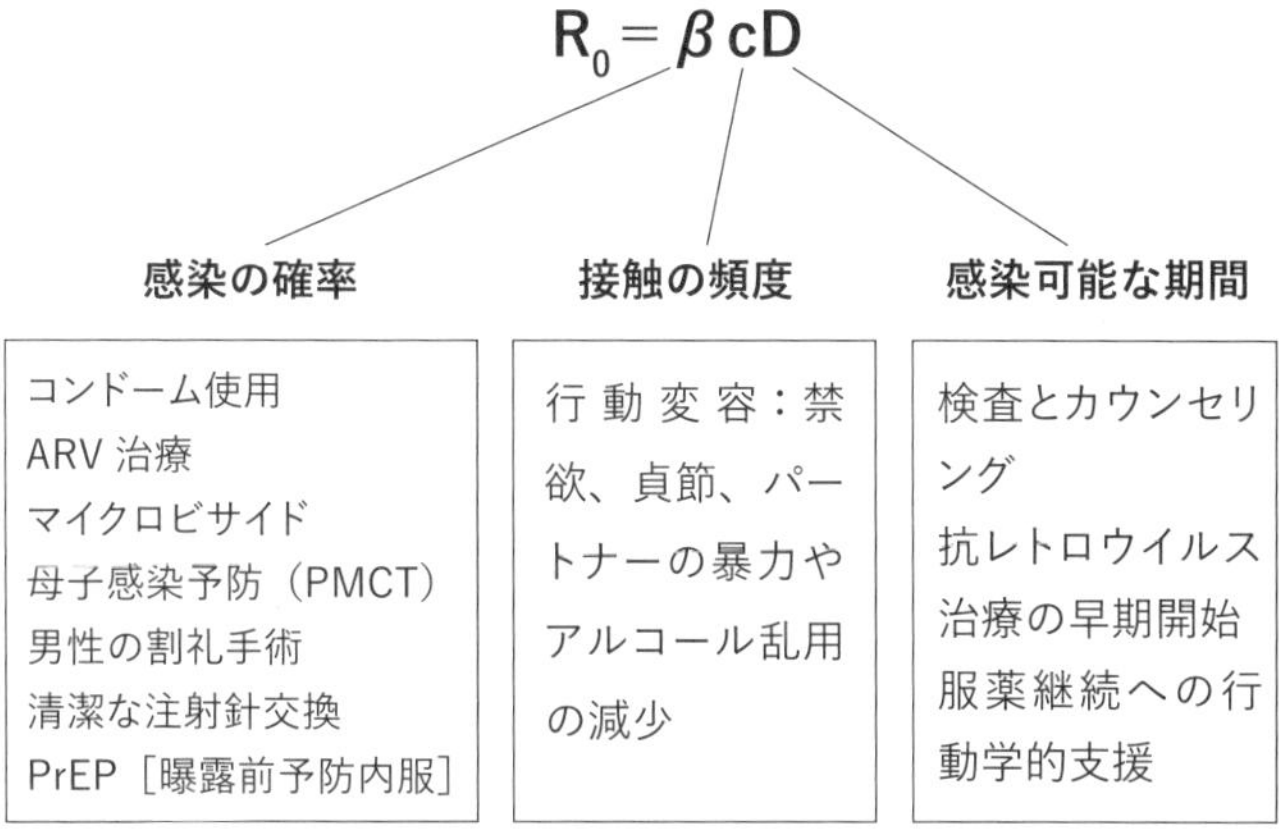

図１－６　再生産率の方程式
メイとアンダーソン（1989）をもとに作成

よっても異なる。ナイロビの調査では感染しているセックスワーカーから客への感染リスクは客が性感染症にかかっている場合、四〜一三％と推定されている。感染リスクを下げる方法にもいろいろある。コンドーム使用、男性の割礼手術、母子感染と性感染を防ぐ抗レトロウイルス薬のＰｒＥＰ〔曝露前予防内服〕、薬物使用者への清潔な注射器提供、抗レトロウイルス治療など（第六章参照）。

次は感染した人との性的接触の平均回数およびセックスパートナー数だ（ｃ）。パートナーの数や感染している人との性的接触の回数が多ければ、ＨＩＶに感染するリスクは高くなる。ｃを小さくする介入はすべて行動に関わり、禁欲、貞節、パートナー数、とりわけ同時期のパートナー数を減らすことなどだが、パートナーへの暴力やアルコール乱用を減らすといった関係への介入もあげられる。最後に感染可能な期間がある（Ｄ）。ＨＩＶに感染した人は健康な状態を一〇年、一五年、あるいは二〇年にわたって保つことができる。インフルエンザやはしかのような他の感染症では感染が成立する期間の平均は、数日だ。エボラウイルス症のような流行はパニックを引き起こしやすいが、ウイルスが宿主を一、二週間で殺してしまい、ヒト以外のリザバー（ウイルスが寄生できる生物）があり、感染力が弱いことから、このタイプの感染症は短期間で自らの拡大を制限していく。感染制御策が大急ぎで取られることが多いという事情もある。Dを小さくする鍵を握るのは、検査とカウンセリングの広範な提供による早期診断、抗レトロウイルス治療の早期開始、患者支援、治療の継続、利用しやすく有効な保健サービス、検査と治療を受けやすくするための偏見の解消などだ。数学的モデルでいえば、感染症対策の目的は基本再生産率R_0を1以下にすることで、そうなれば、流行は消えていくことになる。時間の経過に従い、新たに感染する人のほうが亡くなる人や感染から回復する人よりも少ないからだ。いくつかの数学モデルが示すようにＨＩＶ流行のそうした大きな減少も理論的には可能だが、そのタイムスパンは他の大方の感染症よりはるかに長い。しかし、モデルの多くは対策の効果や長期にわたる予防、治療の普及率を非現実的な仮定に基づいて計算し、楽観的に過ぎる見通しを立てているように見える。ＨＩＶは社会に均等に広がっているわけではないこと、関連のあるすべての人口層でR_0が1を下回らなくてはならないことを見ていないようなのだ。

世界のＨＩＶ感染の広がり方の違いでしばしば議論になるのは、それが各国間および文化間の性行動の違いを反映しているのかということだ。性行動と感染との関係は複雑であり、答えはあいまいにならざるを得ない。生涯の性パートナー数の平均だけでいえば、最も多いのは米国、次がヨーロッパであって、世界で最も陽性率の高い国々ではない(16)。相手の数だけでなく、性行動の内容や生物学的な要因も個人レベル、集団レベルのＨＩＶ感染のリスクに影響する。たとえば、最初に性関係を持つ年齢、一定年齢時の性関係の数、相手との年齢差、ハイリスク行動を取る相手との性行為、他の性感染症への罹患、男性割礼手術の有無、同時期のパートナー数、コンドーム使用などだ[17]。

ＨＩＶの感染拡大を理解するうえで鍵となる決定要因は、個人の性別だ。女性がＨＩＶ陽性者の半数をやや上回っている。ただし、サハラ以南のアフリカでは、一五～二四歳の女性のＨＩＶ感染は同年代の男性より三倍から五倍も多い。性別にこれほどの大きな差がある理由は十分に分かっていないが、いくつかの説明が考えられる。生物学的な感染確率は男性から女性へのほうが、女性から男性へより高いこと、女性は年長の男性と性関係を持つ傾向があるので、若い女性は感染しているパートナーに出会う確率が男性よりもかなり高いこと、女性が夫やボーイフレンドから暴力を受けること、一〇代の女性の生殖器はまだ脆弱で性感染が起きやすいこと、若い女性は性器ヘルペスの感染率が高くＨＩＶに感染しやすくなっていることなどだ[18]。性に関する文化のその他の相違も感染しやすい条件をつくっている。たとえば、一〇代の女性と男性パートナーの間の年齢差は中部および南部アフリカでは八～一〇歳であり、若者の性関係ではパートナーがほぼ同年代であるヨーロッパよりはるかに大きい。アフリカの多くの地域では、若い女性は一七～二〇歳で結婚することが多く、結果としてＨＩＶ感染の可能性がより高い男性とセックスをしたり、結婚したりすることになる。いくつかの人口層では男性がはるかに若い複数の女性と同時期に関係を持つ場合もあり、結果として男性の本来のパートナーがＨＩＶに感染する確率が高まることになる。パートナ

> 世界のＨＩＶ感染の広がり方の違いでしばしば議論になるのは、それが各国間および文化間の性行動の違いを反映しているのかということだ。性行動と感染との関係は複雑であり、答えはあいまいにならざるを得ない。

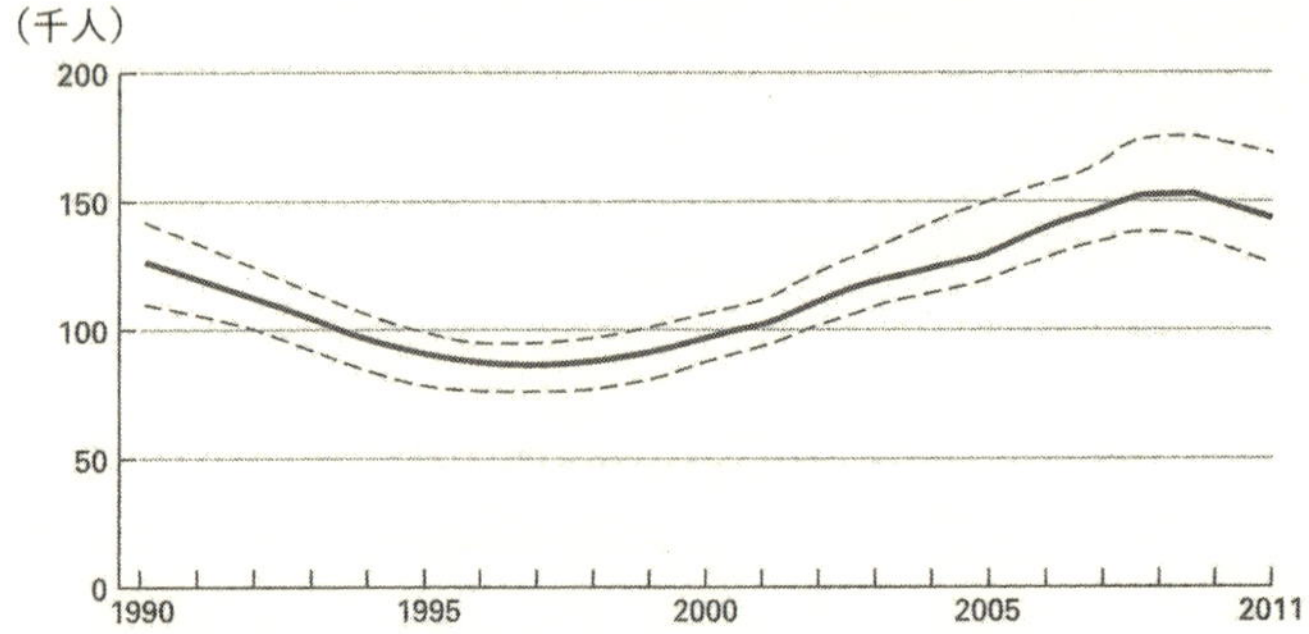

図1−7　ウガンダで1990〜2011年にHIVに新規感染した人の数
資料：ウガンダ国家エイズ委員会2012［2010年以降減少を続け、2016年には推計52,000人。資料：UNAIDS, AIDSinfo］

ー間の年齢差、婚姻をめぐる状態（独身、結婚、離婚、死別）に伴うパートナーの変化、同時期における性関係の相手の数などはすべて性のネットワークの重要な特性であり、性パートナー数の平均値よりもはるかに、ＨＩＶの動向を説明しているように思われる。したがってＨＩＶの拡散を決定するのはいくつかの行動学的、生物学的、社会的要因の相互作用ということになる。

変わったことと続いていること

過去三〇年、世界のエイズ対策は大きな成果をあげてきた。新規感染は二〇〇〇年前後をピークに減少しており、エイズ関連の死亡数も二〇〇五年の推定二三〇万人をピークに減っている。過去に例のない抗レトロウイルス治療の普及の結果だ。二〇〇一年以降、最もＨＩＶ新規感染の減少が大きかった地域はサハラ以南のアフリカ（ほぼ四〇％減）とカリブ諸国（四九％減）だった。

それでも一日平均五千人近くが新規にＨＩＶに感染し、約三千人がエイズ関連の原因で死亡している。[12] エイズ対策が成功し

ていると は言いがたい。おまけに、全世界的な傾向とは異なる地域や国もある。東欧・中央アジアではＨＩＶ新規感染が増加を続けているし、高所得国の多くでは、初期の予防対策の成果にもかかわらず、その後もゲイ男性の間での新規感染が増えていった。ついには二〇一二年にウガンダで、治療や予防に力を入れているにもかかわらず、ＨＩＶ感染の復活が立証された（図１－７）。ＨＩＶ対策の成果が極めてもろいものであること、長期にわたる闘いに備えていく必要があることを肝に銘じておかなければならない。

注

（１）P. Piot and T. Quinn, "Response to the AIDS Pandemic – A Global Health Model," *New England Journal of Medicine* 368（2013）: 2210-2218.

（２）UNAIDS, Fact Sheet – World AIDS Day 2017. http://www.unaids.org/sites/default/files/media_asset/UNAIDS_FactSheet_en.pdf

（３）ＤＡＬＹｓ（Disability adjusted life years）は、罹患や死亡による疾病負荷を量的に表す指標で、１ＤＡＬＹは「健康な」生存が一年間失われたと見なされることを意味する。

（４）K. F. Ortblad, R. Lozano, and C. J. L. Murray, "The Burden of HIV: Insights from the Global Burden of Disease Study 2010," *AIDS* 27（2013）: 2003-2017.

（５）UNAIDS/WHO, *AIDS epidemic update*（Geneva, 2001）. http://data.unaids.org/publications/irc-pub06/epiupdate01_en.pdf

（６）"Prevalence Estimates – United States, 2006," *CDC Morbidity and Mortality Weekly Report* 57（2008）: 1073-1076.

（７）UNAIDS, *World AIDS Day Report*（Geneva: UNAIDS 2012）.

（８）J. Chin, P. A. Sato, and J. M. Mann, "Projections of HIV Infections and AIDS Cases to the Year 2000,"

Bulletin of the World Health Organization 68 (1990): 1-11.

(9) E. Gouws, V. Mishra, and T. B. Fowler, "Comparison of Adult HIV Prevalence from National Population-Based Surveys and Antenatal Clinic Surveillance in Countries with Generalized Epidemics: Implications for Calibrating Surveillance Data," *Sexually Transmitted Infections* 84 (2008): i17-i23.

(10) https://data.worldbank.org/region/sub-saharan-africa?view=chart

(11) H. G. Küstner, J. P. Swanevelder, and A. Van Middelkoop, "National HIV Surveillance – South Africa, 1990-92," *South African Medical Journal* 84 (1994): 195-200.

(12) UNAIDS Data 2017. http://www.unaids.org/sites/default/files/media_asset/20170720_Data_book_2017_en.pdf

(13) Public Health England, National HIV surveillance data tables, No 1: 2017; Public Health England, HIV in the United Kingdom: decline in new HIV diagnoses in gay and bisexual men in London, 2017 report, *Health Protection Report Advanced Access report*, Vol. 11 No. 35 (London, 2017). https://www.gov.uk/government/uploads/system/uploads/attachment_data/file/648913/hpr3517_HIV_AA.pdf

(14) Centers for Disease Control and Prevention. HIV Surveillance Report, 2016; vol. 28., 2017.

(15) R. M. May and R. M. Anderson, "Transmission Dynamics of HIV Infection," *Nature* 326 (1987): 137-142.

(16) K. Wellings et al., "Sexual Behaviour in Context: A Global Perspective," *Lancet* 368 (2006): 1706-1728.

(17) T. B. Hallett et al., "Declines in HIV Prevalence Can Be Associated with Changing Sexual Behaviour in Uganda, Urban Kenya, Zimbabwe, and Urban Haiti," *Sexually Transmitted Infections* 82 (2006): i1-i8.

(18) J. R. Glynn et al., "Why Do Young Women Have a Much Higher Prevalence of HIV than Young Men? A Study in Kisumu, Kenya and Ndola, Zambia," *AIDS* 15 (2001): S51-S60; K. M. Devries et al., "The Global Prevalence of Intimate Partner Violence Against Women," *Science* 340 (2013): 1527-1528.

第二章　アフリカ南部の高度地域流行《ハイパーエンデミック》

新生南アフリカの悲劇

スワジランドでは二〇一六年に成人（一五〜四九歳）のＨＩＶ陽性率が二七・九％に達するなど、東部および南部アフリカでは極めて厳しいエイズの流行が続いている。[1]この地域だけで世界全体のＨＩＶ陽性者の半数以上を占め、ＨＩＶ陽性率の上位一〇カ国は東部および南部アフリカ地域に集中しているのだ。[2]統計が示す数字は深刻であり、しかも流行は今後も継続する見通しで、状況は「高度地域流行《ハイパーエンデミック》」の特徴を示している。世界のどこと比べても、この地域ほどエイズの流行が人びとの生命と社会に広範かつ重大な影響を及ぼしてきたところはない。

南アフリカのダーバンで開かれ、一万五千人が参加した二〇〇〇年の第一三回国際エイズ会議は、エイズ流行の歴史における大きな転換点となった。最も厳しい影響を受けてきたアフリカで国際エイズ会議が開かれたのはこのときが初めてだった。抗レトロウイルス治療へのアクセスを求める声もこの会議で初めて、世界に広く伝えられた。治療行動キャンペーン（ＴＡＣ）がＨＩＶ陽性者の街頭デモを組織したのだ。一方で、地元のクリケット競技場ではムベキ大統領が開会演説を行い、ＷＨＯの報告書を引用して、この地域に影響を与えている熱帯病のリストを延々と読み上げた。大統領はさらに、南の途上国と北の先進国との間に存在するとてつもない生活環境の格差に言及し、エイズは貧困による栄養不良のために起きる病気であり、性行為で広がるウイルスが原因の感染症ではないと結論づけた。ムベキの後で私が話をした。私にとっては最も困難なスピーチの一つだったと思う。「ＭからＢへ、ミリオン（一〇〇万ドル単位）からビリオン（一〇億ドル単位）へ、世界のエイズ対策資金を引き上げる」よう国際社会に呼びかけたのは、このときだった。大統領はエイズが南アの国民を荒廃に追い込んでいることを認めたくなかったようだ。このため、国内のエイズの流行を否認する一九九〇年代の政治指導者の列に加わることになった。エイズの流行はＣＩＡや西側機関で製造され持ち込まれたものだと主張する指導者もいた。南アフリカでは二〇〇〇年当時、二〇〇〇万人がＨＩＶに感染し、成人の陽性率は二〇％を超え、エイズの流行の影響は世界で最も大きくなっていた。ムベキ大統領の主張はとても受け入れられるものではなく悲劇的だった。彼の見解と政策の結果として、南アフリカではエイズの原因と抗レトロウイルス治療の効果をめぐる激しい論争が起き、同時に抗レトロウイルス薬へのアクセスを求める大規模な大衆行動と法廷闘争への共感が生み出されていった。

二〇一三年には、南部アフリカの四カ国では国内の成人のＨＩＶ陽性率が一五％を上回っていた（図２－１）[3]。スワジランドの推計では成人の二八・四％、妊婦の四〇％以上がＨＩＶに感染していた。これまでに世界で公表された推計の中でも最も高い数字だ。最新の推計でも成人のＨＩＶ陽性率は二七・九％で

（A）成人（2016 年）　資料：UNAIDS, AIDSinfo

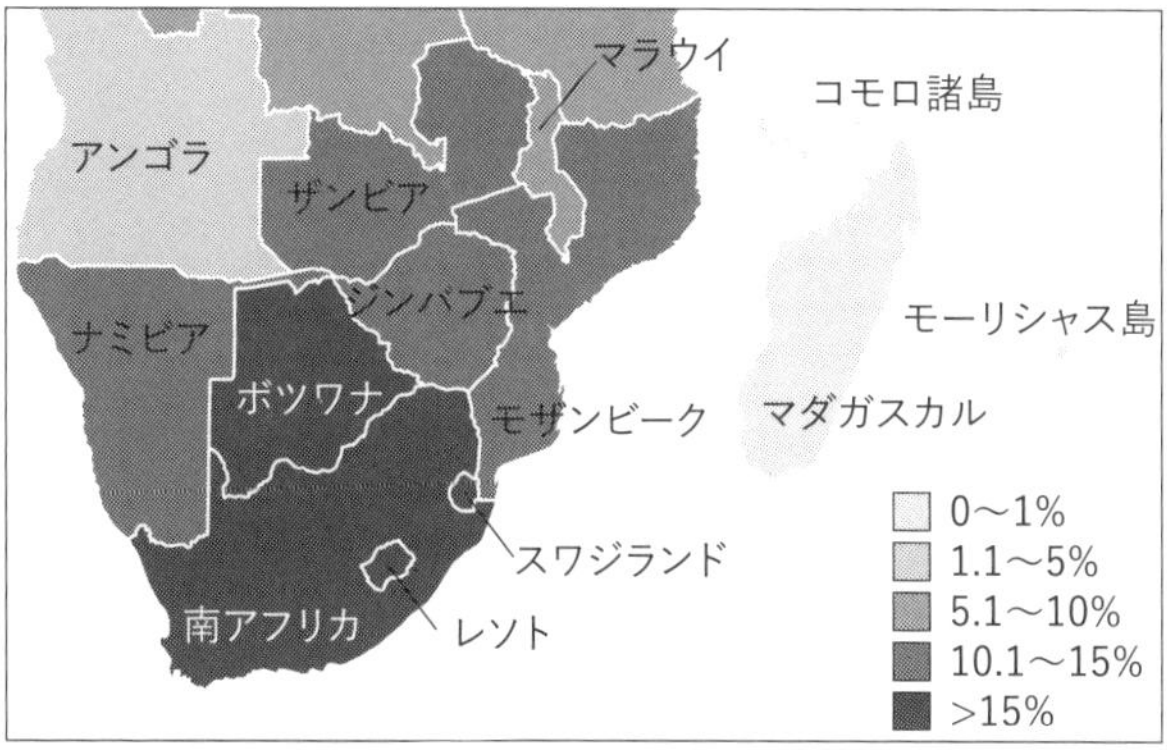

（B）妊婦（2013 年）　資料：WHO（2014）

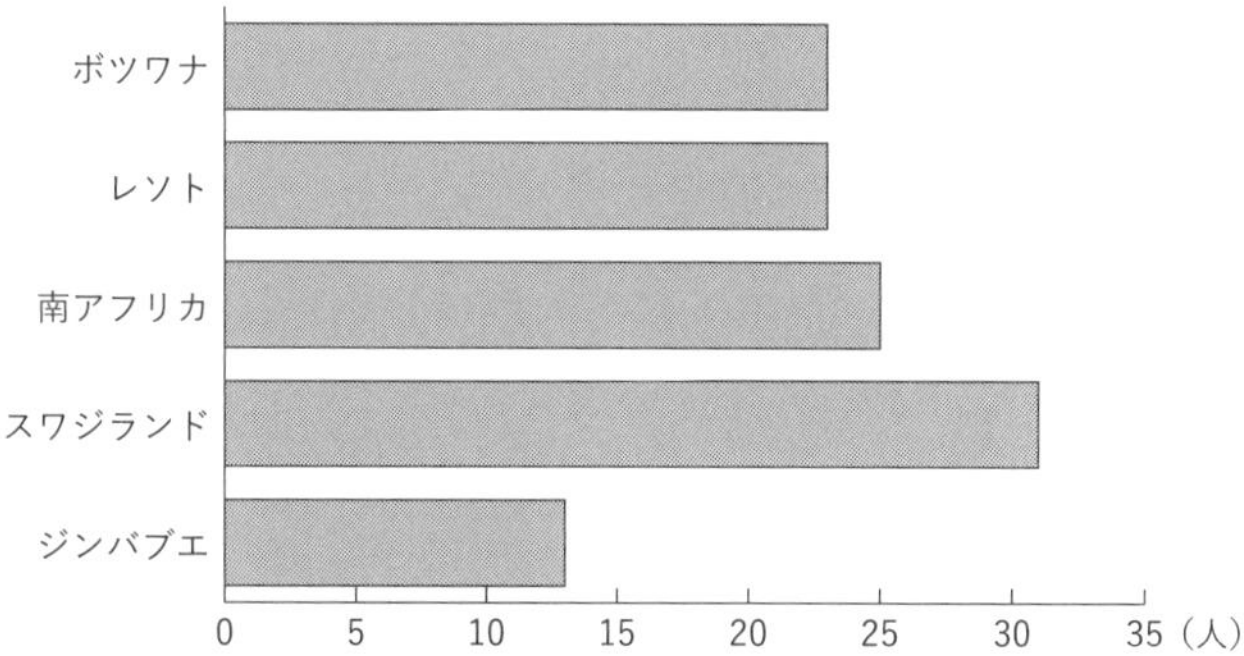

図 2−1　南部アフリカ諸国の（A）成人と（B）妊婦の HIV 陽性率

あり、依然として困難な流行が続いている。南アフリカとモザンビークの国境地帯の州でも同様の陽性率が記録されている。二〇一一年の妊婦の陽性率は二〇〇一年に比べてもなお、上昇を続けていた。それとは対照的にアフリカ南部でもボツワナ、マラウイ、ザンビアといった国では、流行は少しずつ縮小へと向かっているが、陽性率は依然、高いレベルにある。

ジンバブエはこの地域の中でも唯一、HIV陽性率が低下した国だ。一九九七年には二九%に達していたのが二〇一六年には一三・五%となっている。[1] かつてない政治的、経済的危機に襲われた国で、どうしてこれほど低下したのか。実はジンバブエはコミュニティベースのHIV予防対策を強力に推進した最初のアフリカの国の一つであり、HIV感染は一九九〇年代末から少しずつ減り始めていた。社会情勢が悪化し、経済が後退する以前のことだ。新規感染が大きく減少した理由の少なくとも一部は、三〇歳未満の男性と二五歳未満の女性で、複数の相手との性行為が大きく減ったこと、そしてリスクの高い性交渉の際のコンドーム使用頻度が上がったことで説明できる。[4] 二〇〇八年と二〇〇九年で二億個近いコンドームが配布ないし販売されているのだ。こうした結果は、若者の性行動を変える集中的プログラムが実施可能であり、有効であることを示唆している。さらに経済後退と食糧不足による大規模な他国への人口流出、可処分所得の縮小による危険な売春の減少なども、同じくHIV感染の拡大を抑える要因になったのかもしれない。だが、それでもなお、いかなる観点からしても、高いレベルの感染が続いていることは認めざるを得ない。

南アフリカでは一九八三年にヨハネスブルグで最初のエイズ症例が確認されている。米国同様、ニューモシスティス・カリニによるまれな肺炎にかかった白人ゲイ男性だった。一九九〇年当時、中部および東部アフリカではすでに感染が拡大していたが、南アフリカのHIV陽性率は人口の一%以下だった。しかし一九九〇年代前半からＨＩＶは南アフリカで爆発的に広がり始め、アパルトヘイト体制崩壊後の一九九五年には、妊婦のＨＩＶ陽性率が一〇・四％に達するなど、さらに高い感染率が続いた。この急速な拡大は全州で均等に起きたわけではなく、大きな差があった。二〇〇九年には南アフリカのＨＩＶ陽性者数は推定で全人口の約一〇％、五〇〇万人を超え、死者数でも、患者数でも、悲惨さでも、そして家族崩壊や何百万というエイズ遺児の存在においても、世界最大の流行となっている。エイズにより南アフリカの平均寿命は六〇歳から五〇歳へと一〇年も短くなり、何十万世帯もの家族が貧困で不安定な状態に追い込まれた。南部アフリカでは、四〇歳以下の鉱山労働者の三分の一がＨＩＶに感染している。ある大規模精糖工場では雇用者の二六％が感染し、それぞれに六～七人の扶養家族がいた。最近は流行も頭打ちになっているが、依然として非常に高い状態のままだ。産科医院に通う女性の陽性率は二〇一五年でも三〇・八％に達している。[5]二〇一〇年の妊婦の陽性率はダーバンで三八％、ムプマランガ州で三五％、フリーステート州で三二％だった。ダーバンからそれほど遠くないクワズールナタール州のある村では、妊婦の四〇％がＨＩＶ陽性だった。しかも、年間の感染率は依然、五～一〇％である。つまり、性的にアクティブな女性が一〇年間でＨＩＶに感染するリスクは、五〇％もあることになる。そして、誰でも治療が受けられるという保証はないので、一〇年後には死が待ち受けているのだ。ケープタウンの影響はそれよりは小さいものの、妊婦の一六％がＨＩＶに感染している。西ケープ州全体では、成人の陽性率はさらに低いが、それでも五％前後だ。ＨＩＶがこれほど広がっていると、人びとがそれを日常生活の中で「普通のこと」と受け止め、あまり気にしなくなるというリスクも現実のものとなっている。

二〇一六年だけでも約一一万人の南アフリカ国民がエイズで死亡している。しかし、南部アフリカ地域全体で見ると、死亡率は南アフリカのように横ばいか、ボツワナのように減っている。この地域ではボツダーバンからそれほど遠くないクワズールナタール州のある村では、妊婦の四〇%がＨＩＶ陽性だった。しかも、年間の感染率は依然、五〜一〇%である。つまり、性的にアクティブな女性が一〇年間でＨＩＶに感染するリスクは、五〇%もあることになる。そして、誰でも治療が受けられるという保証はないので、一〇年後には死が待ち受けているのだ。

ワナがパイオニアになり、抗レトロウイルス治療の普及が進んだおかげだろう。南アフリカは現在、世界最多の四〇〇万人以上(6)が抗レトロウイルス治療を受けている（図2-2）。一九九〇年代半ば以降、南アフリカの死者数は全体として増加しているが、原因はエイズだけではない。交通事故や暴力被害、殺人事件の増加、人口増など他の要因も影響している。しかし衝撃的なのは、成人層（二五〜四九歳）の死亡数が全死亡数に占める割合を見ると、一九九七年では二九%だったのが、二〇〇六年には四一%になり、これにはＨＩＶ感染が最大の影響を与えている。女性の受ける影響はとくに大きい。人口最大の都市ヨハネスブルグの最も大きな病院の一つで行われた五年間の調査によれば、妊婦の最大の死亡原因はＨＩＶだった。二〇〇三年から〇七年の間に死亡した母親のほぼ半数はＨＩＶ感染の合併症で、なかでも結核と肺炎が多かった。

生誕時の平均余命（同じ条件の下で生活した場合にその地域の死亡率のもとで期待される平均生存年数）は一つの国の全体的な生活の質とその改善の度合を測る良い指標となる。米国および西欧諸国では現在、八〇年前後となっているが、一九五〇年当時は七〇年以下だった。つまり、六〇年の間に平均余命は一〇年以上延びたことになる。アジアの改善はさらに目覚ましく、同じ六〇年の間に三〇年近くも延びている。南

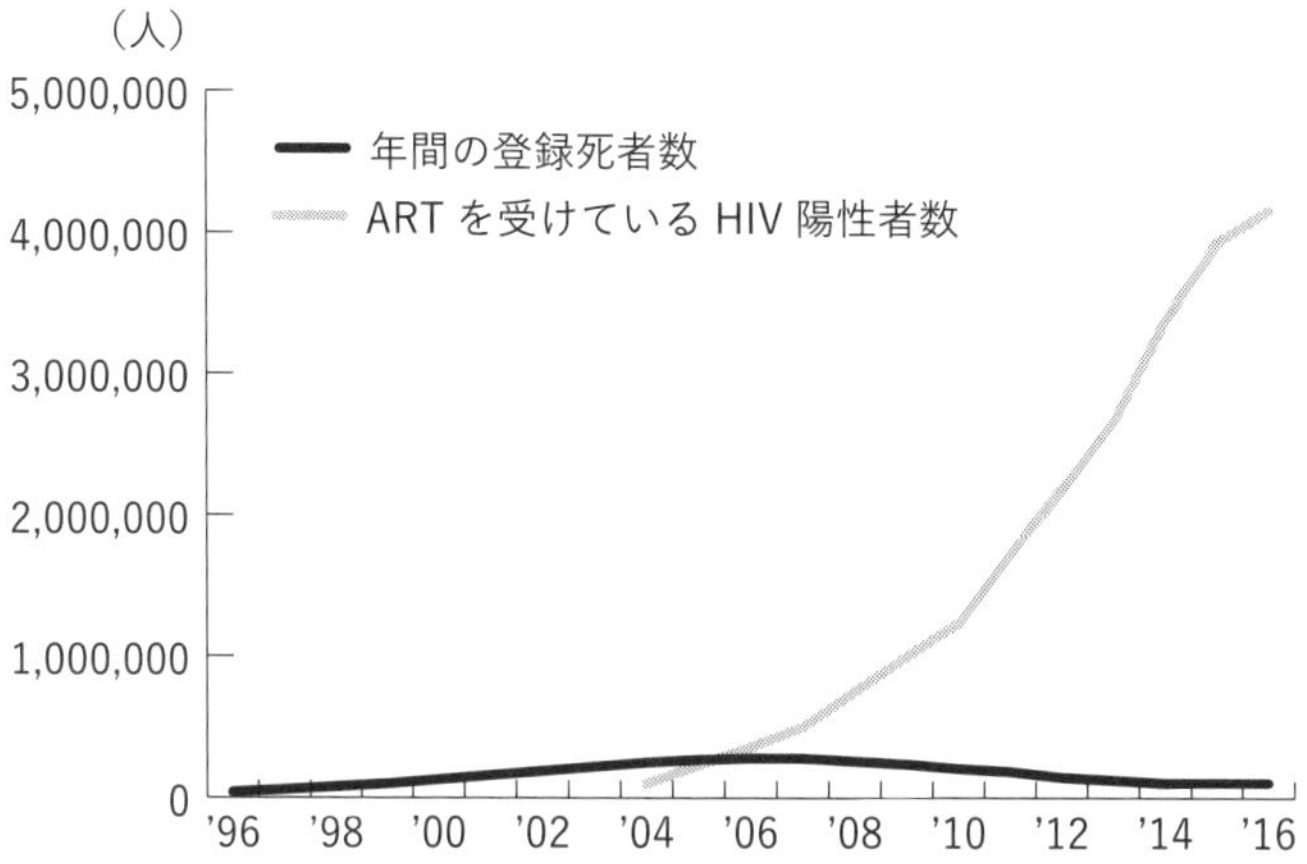

図２−２　南アフリカにおける年間の登録死亡数と抗レトロウイルス治療（ART）を受けている HIV 陽性者数
資料：UNAIDS, AIDSinfo

部アフリカでも平均余命は延び、一九八〇年代末には六〇年を超えていた。しかし、エイズによる死亡が増加し、一九九五年以降は反転して五〇年と、一九五〇年とほぼ同レベルに戻った。南アフリカでは死亡率の上昇により、二〇〇三年と二〇〇四年の平均余命は男性が四九年、女性は五四年に低下している。これはあくまで統計であり、何百万という人の生命が失われた悲劇は単なる数字で表わすことはできない。

父親か母親のいずれか、または両方を失った子供の数も異常なほど増加した。南アフリカでは二〇一二年時点でエイズのために親を亡くした子供は推定二五〇万人だった。ジンバブエ、ウガンダ、タンザニアでも一〇〇万人を超えている。南部アフリカ全体では一、五〇〇万人に達した。子供たちを襲うこの危機は、エイズの流行が深刻な国のなかでも最も厳しいものだが、気づかれることなく進行している。両親の死後は、多くの子供たちが、幼い頃から大人が担うべき重荷を背負い、年長の子供が弟や妹の面倒を見なければならない。遺児たちの四〇％は祖父母が育て、三〇％はおじやおばが世話をしている。エイズ遺児が差し迫って確保しなければならないのは住居と食糧だが、必要なのはそれだけではない。一〇代の終わりまでは、教育や保護やケアも必要なのだ。私たちはしばしば遺児といわずに「弱い立場の子供たち」という言い方をする。両親がＨＩＶに感染して発症していれば、その子供たちもまた、両親を失った子供とほとんど変わらない状態にあるからだ。ＨＩＶに甚大な影響を受けているコミュニティでは、弱い立場の子供を抱えた拡大家族が、たちまち貧困と病気の二重の圧力に襲われることになる。地元の宗教団体や地域団体に支えられた多くの児童養護の組織やホームケアのプロジェクトが、少しずつ遺児とその家族に支援を提供するようになった。しかし、そうした連帯はどこにでも存在しているわけではない。極めて貧しい地域では資源が乏しく、競争も厳しい。自分もＨＩＶに感染しているエイズ遺児もいるが、遺児に対する差別は、現実には変わることなく続いている。

高度地域流行の結果、免疫機能が低下した人たちの間では結核も再燃している。南アフリカでは非常に大きな公衆衛生上の問題となり、二〇一六年には二四万四、〇五三件もの新規症例が報告された。南アフリカの結核患者の約六〇％がＨＩＶ陽性者であり、南部アフリカ地域の他の国々でも五〇％を超えている。(7) ＨＩＶ陽性者が結核にかかるリスクはＨＩＶ陰性の人と比べると、四倍から二〇倍も大きい。二〇一〇年のＷＨＯ世界結核報告によると、アフリカにおける結核感染率は一九八〇年代と比べ倍増しており、世界全体の結核一四〇〇万症例の約三〇％を占めている。日和見感染症としての結核はサハラ以南のアフリカのエイズによる死亡の主要原因（約四〇％）であり、ＨＩＶ感染が判明する端緒となることもしばしばある。エイズと結核の二つの感染症は保健サービスの大きな負担となっている。さらに悪いことにＨＩＶ感染は世界中で、多剤耐性（ＭＤＲ）および超多剤耐性（ＸＤＲ）の結核菌を広げるリスク決定要因となっているのだ。こうした結核は治療が非常に困難であり、不可能なこともある。治療費は非常に高い。クワズールナタール州のトゥゲラ・フェリーでは二〇〇七年までXDRが結核患者の六%を占め、すべてHIV陽性者だった。そして、一人を除いて全員が、診断から平均二週間で死亡していた。患者は院内で感染することがしばしばあり、保健医療従事者自身がMDR、XDR結核に感染する高いリスクにさらされた。基本的な院内感染対策と厳しい治療の標準化、患者に対する治療効果の詳しいモニターにより、MDR、XDR結核の割合は二〇一二年までに七分の一に減り、こうした公衆衛生の脅威は克服できることが示された。

弱い立場に置かれている女性

南部アフリカでは、女性がHIV感染に対し非常に弱い立場に置かれている。二〇一六年には南アフリカの新規HIV感染の三七%が一五～二四歳の女性で占められており、若い女性のHIV陽性率は同年代の男性より四倍も高い[8]。スワジランドやボツワナでも同じようなHIV陽性率の男女間格差がみられる。第一章でも述べたように、若い女性は男性より性パートナー数が少ないと主張しているのに、HIVに感染しやすい状態にあるのはなぜか。HIVに対するそうした脆弱性は、第一章でも述べたように、十分に理解できているわけではない。必ずしも同年代の少年からHIVに感染しているとはいえない。一般的には年長の男性のほうが感染している確率が高い（図2－3）。セックスの相手が年上の男性であれば、HIV感染のリスクが増す可能性はより高くなる[9]。年齢差が広がれば広がるほど、少女や若い女性が相手にコンドームを使ってほしいとは言いにくくなり、感染防護策をとらないセックスになる可能性も増す。性

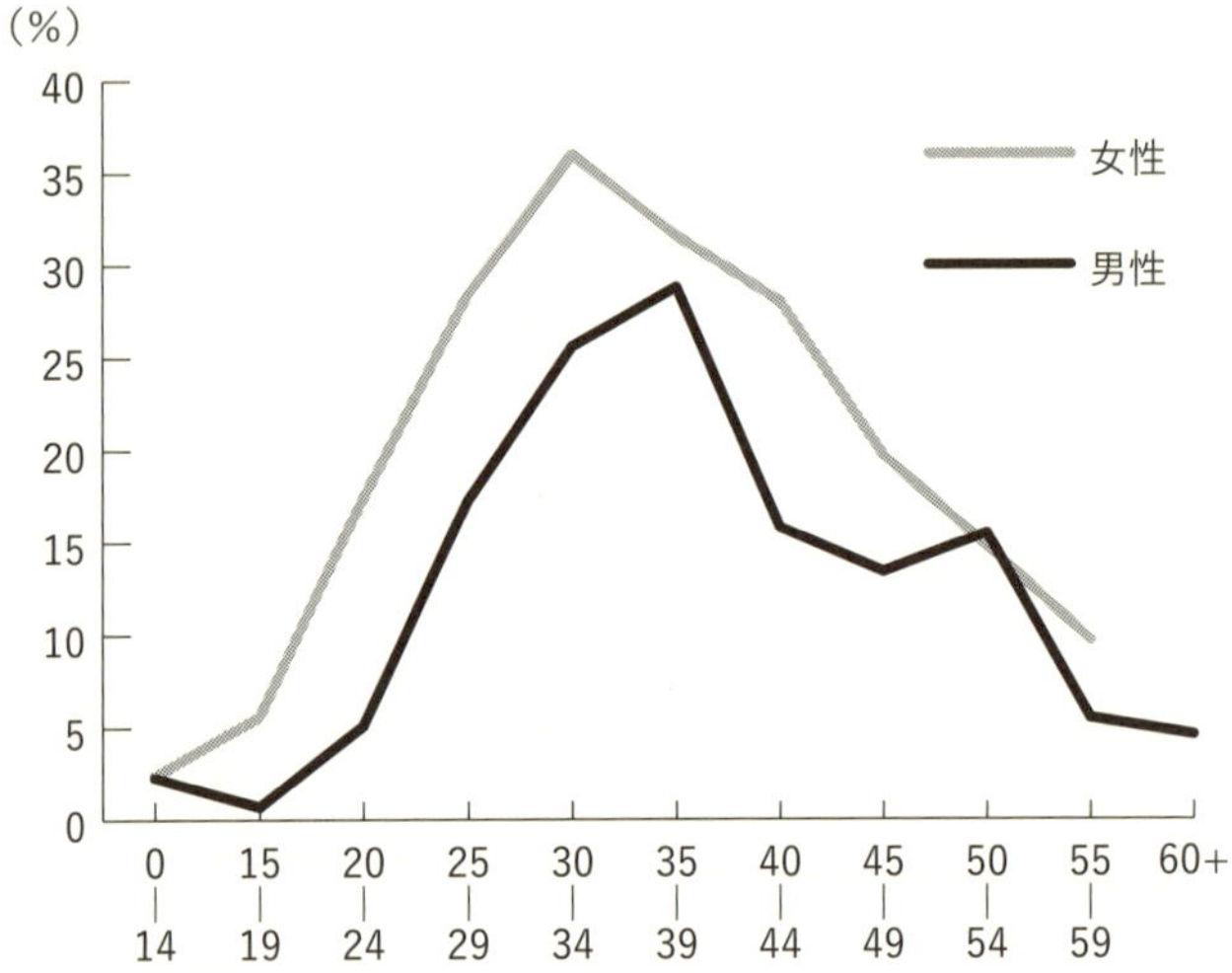

図 2−3　南アフリカにおける年齢別、性別 HIV 陽性率（2012 年）
資料：South African National AIDS Council

感染症がＨＩＶ感染の補助因子になることもしばしば指摘されてきたが、とりわけ外陰部潰瘍がある少女は感染しやすくなる。とはいえ、十代の女性の外性器の未成熟や性暴力といった他の要因のほうがもっと大きい。一九歳の少女を対象にした調査では、一〇％が初体験は強制されたもので、二九％が同意のうえではなかったと回答した。約三〇％はパートナーから性的もしくは身体的暴力を受けていた。男女間のＨＩＶ感染率の差は死亡率にも反映されており、若い女性の死亡率はこの一〇年間で四倍に増えていた。

高度地域流行《ハイパーエンデミック》の拡大要因

南部アフリカのＨＩＶ陽性率が高いのはどうしてなのか。疑問はいくつもあげられるが、その多くはまだ答えが見つかっていない。最も気がかりな謎は、どのような性関係においてもウイルスの感染リスクが、世界の他の地域に比べ、極めて大きいことだ。そうした高い感染率は、抗レトロウイルス薬を膣内あるいは経口で用いる曝露前予防内服（ＰｒＥＰ）の効果について、南部および東部アフリカで行われたいくつかの研究でも報告されている。[10]一つの仮説は南部アフリカのＨＩＶ株が変異して感染力を増しているというものだ。実際にサブタイプＣのウイルス株が支配的だが、その感染力と毒性がより強いのかもしれない。ただし、同じ株は東部アフリカでも見られるが、そこでのＨＩＶの一般人口への広がりは、それほど大きくはない。ウイルス株によって感染拡大の可能性を解明するのは、一般人口のレベルでは難しいように思われる。

性交時のＨＩＶ感染のリスク要因として十分に実証されたのは、男性においては割礼手術を受けていないということだ。ケニアでは一九八〇年代に行われた疫学的調査ですでに、割礼手術をしていないこととＨＩＶ感染の関係が報告されていた。しかし、それが原因なのか、他の要因の標識に過ぎないのかは、はっきりしていなかった。割礼手術は宗教や民族性とも深く関係しているからだ。南アフリカ、ケニア、ウガンダでの無作為比較試験により、割礼手術は男性のＨＩＶ感染のリスクを五〇％減少させることが証明された。[11]ただし男性の割礼手術によって女性の感染リスクが変わることはなかった。女性にとってのウイルス感染のリスクは、割礼手術を受けた男性でも、受けていない男性でも、同じということだ。割礼手術を受けたばかりで、切開した傷口が十分に治っていない男性とセックスをした場合には、女性の感染リスクはむしろ高くなる。南部アフリカでは割礼手術を受けている人の割合は一般に低いので、男性はＨＩＶ

南アフリカ、ケニア、ウガンダでの無作為比較試験により、割礼手術は男性のＨＩＶ感染のリスクを五〇％減少させることが証明された。

に感染しやすく、間接的に女性も感染しやすいことになる。こうした発見の結果として、南部および東部アフリカで、男性に対する大規模な割礼手術プログラムが実施されるようになった。ヨーロッパやアジアでは、フィリピン、韓国、そしてパキスタン、バングラデシュ、インドネシアといったイスラム教国を除けば、男性の割礼手術はあまり行われていないが、それでもHIV陽性率は比較的低い。男性割礼の割合が低いのに、これらの国で異性間の性感染の流行が広がっていないのはどうしてなのか、はっきりとは分かっていないのだ。南部アフリカの集中的なHIV感染の拡大には、男性割礼手術以外の要因もあるに違いない。

HIVと他の病原体との関係を考えると、結核菌、ヘルペスウイルス（HSV－2）、マラリア原虫（マラリアの原因）、そして蠕虫《ぜんちゅう》類のような寄生虫、そうした感染はすべて、HIV感染を拡大させている可能性がありそうだ。慢性感染が免疫力を低下させたり、免疫を刺激したりするからだろう。しかし、アフリカにおけるマラリアと蠕虫類の地理的分布は、HIVの拡大地域と一致しているわけではない。疫学的データは性器ヘルペスが性行為の際のHIV感染のリスクを三倍高めることを示唆しているが、アシクロビルによるHSV－2感染無作為介入試験ではそれは確認されなかった。それでも軟性下疳《げかん》、梅毒、ヘルペスによる性器病変の率が高いことが、とりわけ他の条件を合わせて考えた場合には、HIV感染を増大させると考えられる。

HIVは主に性行為で感染するが、南部アフリカの流行はどのような性行動によって拡大したのだろうか。パートナー数、コマーシャルセックスを利用する頻度、初体験年齢といった性行動の変数を個別に比較した研究では、世界の他の地域とそう大きな違いはなかった。数学モデルでは、同時期のパートナーが持つ性的ネットワーク――一定期間に性的接触があった相手の数――がHIV感染のリスクを大きく引き上げることが示唆された。[12] 南部アフリカでは同時並行して複数の相手がいる場合が多いので、この仮説は注目された。だが、西アフリカのように一夫多妻が普通である地域では、南部アフリカよりはるかにHIV陽性率が低い。一夫多妻制を、同時並行して複数の性関係をつくる社会制度と考えるなら、関係が同時並行であることは、少なくとも南部アフリカとは異なり閉じられたシステムのなかでは、むしろHIVを防ぐように思われる。[13] 他のモデルによれば、同時並行の相手がいることはHIVの新規感染を増加させるが、その傾向が強いのは流行の初期段階で、新しい性パートナーのほとんどがHIV陰性の場合であり、流行がピークに達した後は大きく減少する。いずれにしても、同時並行の、そして全体の性パートナー数を減らすことは、すべての予防プログラムに加えなければならない。

南部アフリカにおけるHIV感染の高度地域流行《ハイパーエンデミック》［地域的大流行］が単一の原因で説明できるとは考えにくい。むしろ貧困と結びついたコマーシャルセックス、結婚前および結婚後に男女が同時並行して持つ複数の性パートナー、男性割礼手術の不在、高い離婚・別居率、性に基づく暴力、アルコール乱用、未治療のままの性器感染症、男女のパートナー間の大きな年齢差といった数々の要因が、感染確率を高める

南部アフリカにおけるHIV感染の高度地域流行《ハイパーエンデミック》［地域的大流行］が単一の原因で説明できるとは考えにくい。むしろ貧困と結びついたコマーシャルセックス、結婚前および結婚後に男女が同時並行して持つ複数の性パートナー、男性割礼手術の不在、高い離婚・別居率、性に基づく暴力、アルコール乱用、未治療のままの性器感染症、男女のパートナー間の大きな年齢差といった数々の要因が、感染確率を高める「パーフェクト・ストーム」になった結果とみるべきだろう。

「パーフェクト・ストーム」になった結果とみるべきだろう。いかなる単一の説明も南部アフリカでの（そして他のどんな地域でも）ＨＩＶ感染の複雑な全体像を把握することはできず、効果のない予防対策を立てることになってしまうだろう（第六章参照）。

アパルトヘイトの遺産

南部アフリカの流行の歴史的な文脈、とりわけアパルトヘイトとその崩壊、そして近隣諸国への波及は現在の性行動、そしてその結果によるＨＩＶ感染の拡大に対し、決定的な役割を果たしてきた。サハラ以南のアフリカ諸国の多くとは対照的に南アフリカは高度に都市化され、一九九〇年代末には六〇％が都市部で生活するようになった。それは一九五〇年代以降の、非白人に身分証明書の携帯を義務づけるパス法によって監理され隔離されたタウンシップ（黒人居住区）にはっきり示されている。アフリカのなかでもＨＩＶ陽性率が高い国々にはすべて重要な鉱山があり、南アフリカは多数の鉱山労働者を抱えていた。以前よりは少なくなったとはいえ、金、ダイアモンド、石炭の採掘は、南部アフリカ全域からの移住労働力に依存している。鉱山労働者は契約により一一カ月の間、家族と離れて働き、民族および出身国ごとに固まって混み合った宿舎に寝泊まりしている。労働条件は改善され、家族のもとに帰る機会も前よりは多くなったが、それでも危険な鉱山労働環境は、貧困や売春、暴力、性感染症、飲酒などと結びつきやすいことに変わりはない。鉱山のコミュニティの交錯した性行動は――まず鉱山労働者およびその職場のまわりのセックスパートナーの間で、次いで故郷にいるパートナーに対して――ＨＩＶ感染の完璧な増幅装置となった。たとえば、南アフリカの金鉱業の中心であるカールトンビルでは一九九八年に一〇万人の鉱山労働者が働き、その六〇％が隣接州や隣国からの移住労働者だった。ＨＩＶ陽性率は成人男性で二〇％、成人女性では三七％だった。ただし、鉱山労働者では二九％、女性セックスワーカーでは六九％だった。植民地とアパルトヘイトの体制が生み出したもう一つの産物はアフリカの黒人向けビアホールだ。一九三〇年代以降、ローデシア［現在のザンビアとジンバブエ］、ナミビア、南アフリカでビール販売を独占していたのは、アルコール専売権をもってビアホールを開設するタウンシップ協議会か鉱山会社だった。一九五八年当時、ヨハネスブルグのセントラルビアホールには一日三万人から四万人の客が入った。こうした施設や地ビールを製造する女性が経営していたもぐりのキャバレーはたちまち売春宿になり、地方から来た若い女性がどん底の生活をしていた。産業・労働政策とおびただしい数の労働者の移住によって南部アフリカに広がった売春と性感染症の爆発は、ＨＩＶがやってくる前からすでにあったのだ(14)。

若い男たちが毎年、鉱山に働きに出ていたことは、南部アフリカ全体の人口構造に何十年にもわたって影響を与えてきた。たとえば、レソトでは成人男性の六〇％が鉱山や大規模農園への出稼ぎのため恒常的に家を離れている。クワズールナタール州では、男性は集団で故郷を離れ、鉱山のあるハウテン州で暮らしている。ジンバブエの首都ハラレでは、移住労働者が集まるので男性人口のほうが女性の倍も多い。若い男性が移住労働のために故郷を離れると、今度は若い未婚女性も同じように移住していく。村では家庭を持つことができないので生活の糧もなく、都市の貧民街に移っていくのだ。南アフリカの地方を対象に行った最近のいくつかの調査では、出稼ぎの男性労働者は、出稼ぎしない男性よりＨＩＶ感染率が高くなっている。出稼ぎ労働者の方が行きずりの相手と感染防護策をとらずに性交渉を持つ傾向が強く、故郷に帰る機会が増えると、妻たちへの感染を促すことになる。こうした移住労働の循環はアパルトヘイト体制終結の頃に、一段と加速された。皮肉にもこれに続く移動の自由の拡張と、それまでは分離されていた諸集団が接触する機会の増加がウイルスの拡大を促すことになった。加えて、権利を奪われた男たちの上に築かれた労働体制、諸集団の隔離、家族との長期の別居、それらの組み合わせによってこの地域全体の婚姻制度は崩壊し、別居と離婚の率が極端に高くなっていった。

南部アフリカにおける男性の性暴力も植民地支配とアパルトヘイトの歴史にルーツがあるようだ。二〇〇九年に南アフリカ医学研究協議会が行った調査では、質問を受けた男性の二五％以上が一回、もしくは複数回のレイプを行った経験があることを認めている。ただし、性暴力が横行する国は他にいくつもあるが、南アフリカのような大規模なエイズの流行にはなっていないだけだ。この点は留意しておく必要がある。抑圧と搾取の長い歴史のなかで自尊心が失われた結果、男たちは暴力でしか葛藤を処理できなくなっていたのかもしれない[15]。拒絶され、参政権を奪われ、長い間、何の権利も認められずにいたことから、男たちのなかには、互いに暴力をぶつけ合い、女性や子供たちに極端な男性支配を押しつける者も出た[16]。

南部アフリカにおけるエイズの流行は、アパルトヘイトのような差別的かつ抑圧的な制度が公式に廃止された後でも、その有害な影響が社会に長く残ることを示している。紛争や強制的移動のような歴史的事件は、心のなかに抑圧を生みだし、性的関係という親密な領域を含む人間関係の深いところで、家族の結びつきに傷を残すこともあるのだ。

否認の政治

一般的にいえば、エイズとの闘いで成果を生み出すには、政治が前向きに取り組まなければならない[17]。逆の言い方をすれば、政治指導者の誤った判断や無作為は常に、ＨＩＶの感染と死亡を拡大させてきた。

南部アフリカはそれを如実に示している。ボツワナを例にとれば、死亡者数は二〇〇三年に減少を始め、二〇一〇年には一九九六年レベルにまで下がった。政府が抗レトロウイルス治療を積極的に導入したことによる成果だった。これを支えたのは、ビル&メリンダ・ゲイツ財団、メルク社、米国政府、そして何よりも、エイズを国の重要課題に位置づけたフェスタス・モハエ大統領の指導力だ。大統領のリーダーシップが何万という人の生命を救ったのだ。ボツワナ政府は常に内閣でエイズ対策を取り上げ、流行に対応するための戦略と明確な目標を打ち出した。抗レトロウイルス治療の普及率は八五%を超え、二〇一〇年のエイズによる年間死者数は二〇〇三年当時より五〇%も減少している。エイズ遺児の発生数も減った。HIVの新規感染は依然、多いものの、それでも過去一〇年で半分になっている。

抗レトロウイルス治療のユニバーサルアクセスを目指すボツワナの野心的政策は、遅きに失した面もあるとはいえ、南アフリカとは対照的だ。南アフリカでは、全死亡者数に占めるエイズの影響が圧倒的に大きい。一九九〇年から二〇〇〇年の間に一五〜六四歳の女性の死亡者数が顕著に増加し、二〇〇〇年の死亡率は一九八五年当時の四倍になった。平時において女性の死亡率がこれほど上がるのは異例のことであり[18]、その主な原因はエイズだ。ターボ・ムベキ大統領時代の二〇〇〇年代初頭に南アフリカ政府が抗レトロウイルス治療を取り入れていれば、死亡の多くが防げたかもしれない。滑り出しは非常に良かった。ア

一般的にいえば、エイズとの闘いの成果を生み出すには、政治が前向きに取り組まなければならない。逆の言い方をすれば、政治指導者の誤った判断や無作為は常に、HIVの感染と死亡を拡大させてきた。

ハーバード大学の研究者は南アフリカの抗レトロウイルス治療導入の遅れにより、三〇万人以上の生命が失われたと推計している。

パルトヘイト体制崩壊後、ANC（アフリカ民族会議）新政権は野心的なエイズ対応計画をスタートさせた。一九九五年三月には当時副大統領だったムベキとUNAIDS事務局長だった私は、ケープタウンで開かれたHIV陽性者国際会議でエイズの流行との闘いに力を入れようと呼びかけた。それによって新政権による果敢な対策への期待が高まった。一九九〇年代の終わりには、カリフォルニア大学バークレー校のピーター・デューズバーグのようにHIVの存在を否定する米国の医学者たちの影響を受け、ムベキ大統領はエイズとその原因であるHIVが存在することを疑問視し、抗レトロウイルス治療へのアクセス確保に向けた努力を妨げるようになった。そうした薬は有毒であり、実は免疫不全の原因になっているという説を信じてしまったのだ。二〇〇一年には大統領が招集した専門家委員会が「大統領エイズ諮問委員会報告書」を発表し、抗レトロウイルス治療の効果に対す疑問を重ねて表明したうえで、異なる視点からの研究の必要性を示唆している。数人の世界の指導者が大統領の説得を試み、私も直接、話をしたが、彼の考えを変えることはできなかった。彼の方針のために母子感染予防プログラムの導入と治療へのアクセス拡大は数年間、後退してしまった。大統領および保健大臣のマント・ツァバララ－ムシマング博士は、人びとのエイズに対する認識にもかなり大きな影響を与えたはずだ。保健大臣はまた、他の南部アフリカ諸国の政策にも影響を与えようとしていたが、それほど成功しなかったことは幸いだった。最終的に南アフリカ政府はHIV母子感染予防に予算を付け、数年後には抗レトロウイルス治療の普及も予算化したが、それもひとえに人びとの圧力、社会の抗議行動、そしてTAC（後述）およびエイズ法律プロジェクトによる訴訟があったからだった。市民社会が中心的な役割を果たしたのだ。抗レトロウイルス治療導入に対するムベキ政権の妨害は、公衆衛生政策が学問的な関心の対象であるだけでなく、人びとの生と死を左右する現実の問題であることを示した。ハーバード大学の研究者は南アフリカの抗レトロウイルス治療導入の遅れにより、三〇万人以上の生命が失われたと推計している[19]。

TACはザッキー・アハマットとその友人たちによって一九九八年に創設された。アハマットはHIV陽性のゲイ男性で、ANCの闘士だった。彼は政府が抗レトロウイルス治療を無料で利用できるようにしなければ、自分も治療は受けないと主張して抗議を続けた。TACの戦略は際立っていた。街頭行動、市民的不服従、社会の他のセクターとの広範な連携、南アフリカ政府に対する法廷闘争といったものを組み合わせていくのだ。法廷闘争が可能だったのは、南アフリカにおける法の支配と新憲法のおかげだろう。新しい憲法はさまざまなかたちの差別を禁じ、健康の権利や子供の保護を保障しているからだ。TACはわけても鉱山協会、共産党、労働組合、教会などの代表者や多数の科学者らが参加する特別な連合体の中心的な勢力だった。多数の生命が失われた後[20]、南アフリカは告発されたムベキ大統領に代わって就任したジェイコブ・ズマ大統領の政権のもとで、治療を必要とする国内のHIV陽性者の五〇％を超える一五〇万人以上への抗レトロウイルス治療提供を目指す世界最大のエイズ治療プログラムに取り組んできた。

成果と課題

過去数年の間に南部アフリカのエイズ対策は大きな希望が持てるようになった。レソトとアンゴラを除

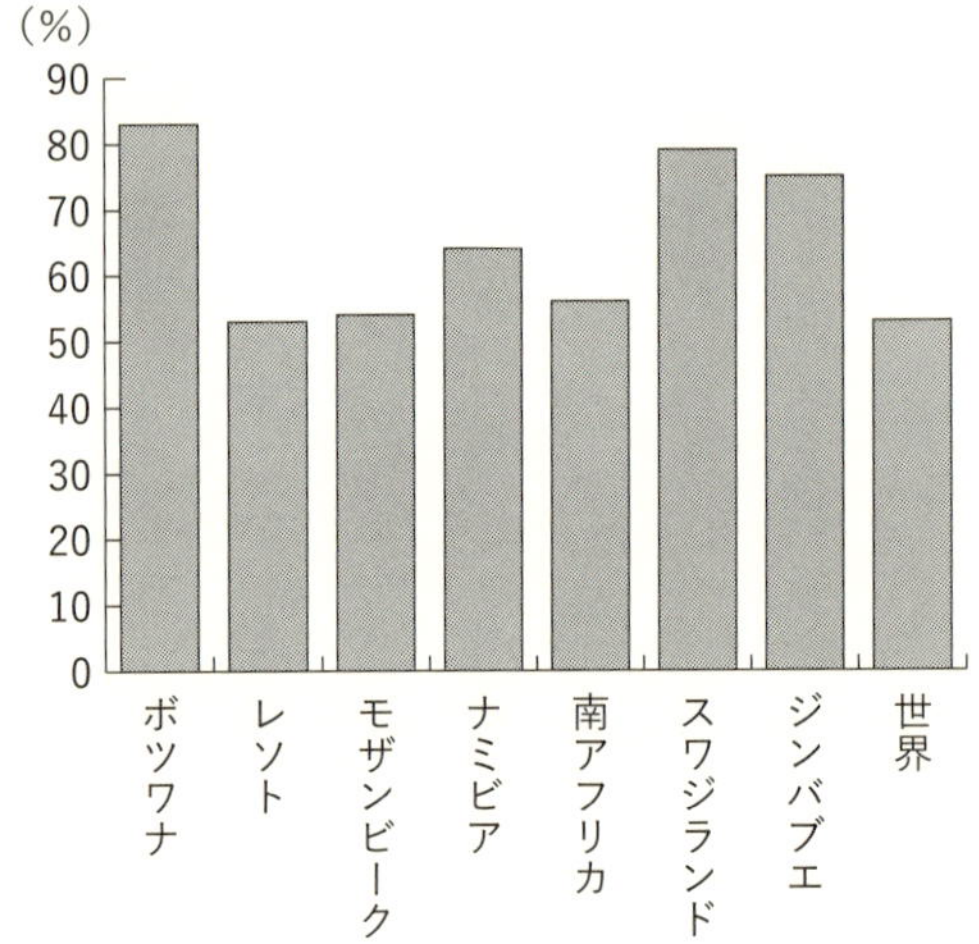

図2−4　抗レトロウイルス治療を受けているHIV陽性者の割合（2016年）
資料：UNAIDS, AIDSinfo

けば、南部アフリカ諸国の成人の年間ＨＩＶ感染率は二〇〇一〜二〇一一年の間に二五％以上も低下している。コンドーム使用が増加するなど、多くのコミュニティで男性も女性もリスクの高い性行動をとる人が減少している。たとえば南アフリカでは、若い男性のハイリスクなセックスの際のコンドーム使用率は二〇〇二年に五〇％だったのが、二〇〇八年には八七％に増えている。南アフリカのラブ・ライフ・プログラムやソウル・シティ・インスティテュートのようなコミュニケーション手段を通じた予防のプログラムは、質の高いエンタテインメント（テレビ、ラジオ、ソーシャルメディアなど）でメッセージを伝え、社会関係のあり方を変えてきた。上から行動変容をはかる伝統的な手法と異なり、こうしたマルチメディア・プログラムは、一〇代の若者が自ら行動のリスクを下げていけるように若者自身やポップカルチャーを積極的に起用している。これに次ぐ大きな変化は、抗レトロウイルス治療へのアクセスが大きく広がったことだ。ボツワナ、ナミビア、ジンバブエ、南アフリカなどでは現在、良質の治療が提供されている（図2－4）。南アフリカで最も大きな成果の一つは、南部アフリカ地域における質の高いエイズ、公衆衛生、社会科学の研究が行われるようになったことだ。こうした研究は国際的な研究協力に負うところが大きい。共同研究の成果はより広範な保健分野の課題に取り組むための資産になるはずだ。

　現実にこうした成果があがっているにもかかわらず、新規感染もエイズ関連の死亡もいまなお高いレベルにある。人的犠牲は依然、受け入れがたい状態だ。さらにエイズの流行によって、何世代もの人が失われ、多数のエイズ遺児が生まれ、経済的にも大きな損失が出て、社会の基盤は不安定化している。そうした打撃から回復するには何十年もかかるだろう。ＨＩＶ感染を低いレベルに引き下げ、南部アフリカ地域が本来持っている力を発揮できるようにするには、まさしく社会の総力をあげた努力が必要となっているのだ。

注

（1）UNAIDS, AIDSinfo, Data Sheet, People living with HIV, HIV Prevalence. http://aidsinfo.unaids.org/

（2）UNAIDS, AIDSinfo, Factsheet, Regional factsheets Africa – Eastern and Southern 2016. http://aidsinfo.unaids.org/

（3）UNAIDS, *UNAIDS Report on the Global AIDS Epidemic*（Geneva: UNAIDS 2013).

（4）S. Gregson et al., "HIV Decline in Zimbabwe due to Reduction in Risky Sex? Evidence from a Comprehensive Epidemiological Review," *International Journal of Epidemiology* 39（2010): 1311-1323.

（5）National Department of Health, *National Antenatal Sentinel HIV & Syphilis Survey Report 2015*（Pretoria,

South Africa 2017), p24.

(6) UNAIDS, AIDSinfo, Data Sheet, Treatment cascade, People living with HIV receiving ART (%). http://aidsinfo.unaids.org/

(7) WHO, Tuberculosis country profiles, South Africa. http://www.who.int/tb/country/data/profiles/en/

(8) South African National AIDS Council (SANAC), South Africa's National Strategic Plan for HIV, TB and STIs 2017-2022, p7. http://sanac.org.za/wp-content/uploads/2017/05/NSP_FullDocument_FINAL.pdf

(9) R. Jewkes et al., "Factors Associated with HIV Sero-Status in Young Rural South African Woman: Connections between Intimate Partner Violence and HIV," *International Journal of Epidemiology* 35 (2006): 1461-1468.

(10) Q. Abdool Karim et al., "Effectiveness and Safety of Tenofovir Gel, an Antiretroviral Microbicide, for the Prevention of HIV Infection in Women," *Science* 329 (2010): 1168-1174.

(11) B. Auvert et al., "Randomized, Controlled Intervention Trial of Male Circumcision for Reduction of HIV Infection Risk: The ANRS 1265 Trial," *PLoS Medicine 2* (2005): e298.

(12) M. Morris and M. Kretzschmar, "Concurrent Partnerships and the Spread of HIV," *AIDS* 11 (1997): 641-648.

(13) G. Reniers and S. Watkins, "Polygyny and the Spread of HIV in Sub-Saharan Africa: A Case of Benign Concurrency," *AIDS* 24 (2010): 299-307.

(14) L. Doyal and I. Pennell, *The Political Economy of Health* (London: Pluto Press, 1979)

(15) T. Shefer et al., eds., *From Boys to Men: Social Constructions of Masculinity in Contemporary Society* (Landsdowne: University of Cape Town Press, 2007).

(16) State of World Population 2005, "The Promise of Equality: Gender Equity, Reproductive Health and the

Millenium Development Goals," United Nations Population Fund (UNFPA).

(17) P. Piot, S. Russell and H. Larson, "Good Politics, Bad Politics: The Experience of AIDS," *American Journal of Public Health* 97 (2007): 1934-1936.

(18) R. Dorrington et al., "The Impact of HIV/AIDS on Adult Mortality in South Africa," Technical Report (South African Medical Research Council, 2001).

(19) N. Nattrass, "AIDS and the Scientific Governance of Medicine in Post-Apartheid South Africa," *African Affairs* 107 (2008): 157-176.

(20) H. Marais, *South Africa Pushed to the Limit: The Political Economy of Change* (London: Zed Books, 2011).

第三章　国際政治課題としてのエイズ

エイズは流行の初期段階から政治的な課題、本来の意味で重要な政治課題だった。つまり、政党間の問題という意味ではなく、エイズ対策に関わる社会の選択や議論、責任ある対応という意味で政治課題なのだ。本章ではエイズ対策の国境を越える側面を検討したい。それは保健における新たな展開であり、他の分野におけるグローバルな連帯の運動にとっても先駆となるだろう。

初期の対応

エイズが感染症であることは明白だが、主に性や薬物使用と関わることから、一九八一年に最初の公式症例が報告されて以来、他の疾病とは受け止められ方が異なっていた。そうした疾患のイメージは感染経路の問題にとどまらず、流行に大きな影響を受ける集団やＨＩＶに感染した人びとが差別や排除や強い社会的偏見に苦しめられるという現実の問題にも関わっている。宗教的、道徳的、社会的なスティグマによって有効なエイズ対策が著しく妨げられるという意味でも政治的な側面がある。一方で、深刻な打撃を受けている国々ではエイズ対策費とその経済的影響の大きさから政府は行動を起こさざるを得なくなり、アクティビストの圧力がそれを促した。

世界の公共財

世界の公共財という考え方は、国際的なエイズ対策の大きな基盤となっている。公共財はすべての人の利益となる資金や物資、サービス提供と定義され、これを開発し保存する集合的な国際的活動は正当化される。[1] 国連開発計画（UNDP）は世界の公共財として環境、保健、知識と情報、平和と安全保障の四分野をあげている。[2] こうしたことが世界の公共財に対する関心を高めることになった。

私的財を最も効果的に生み出せるのは市場であることを私たちはすでに知っている。ただし、市場は自ら供給できないものの上に存立している。財産権、予見性、安全性、関税品目表などだ。そのような財の供給は市場の外、あるいは市場メカニズムの修正によってなされることがしばしばある。

集合的に行動することが、一人一人の利益になる。公共財という考え方は、それを思い起こさせてくれる。利益がすぐに現れるとは限らないが、長期的にみれば、誰もがそれで利益を得るような行動がある。行動しないこと、あるいは個人が目先の利益を求めて行動することが、全体にとっては否定的な結果にしかならないこともある。現実の政治的圧力は倫理的考察や人権を基盤にしているとはいえ、感染が世界に広がることへの恐れに加え、公共財という認識が国境を越えてエイズに取り組むことの論理的基盤になっエイズの世界的大流行《パンデミック》においては、HIV感染の拡大を抑え、HIV陽性者に治療のアクセスを確保することが、誰にとっても、世界のどの国にとっても利益になるということだ。

ている。言い方を変えれば、エイズの世界的大流行《パンデミック》においては、HIV陽性者に治療のアクセスを確保することが、誰にとっても、世界のどの国にとっても利益になるということだ。加えて、情報技術とソーシャルメディアのグローバル化により、地方のイベントや個人的な出来事であっても、時間や距離の制約を受けず、即座に大きな効果を世界に与えることが可能になった。二〇〇九年から一〇年にかけての金融危機はその端的な事例だろう。気象学者のエドワード・ローレンツはカオス理論のなかで「最初の条件の微妙な違いがもたらす影響」を「バタフライ効果」と名付けた。パリで蝶が羽をひと振りすると、その何日か、何週間か後にはニューヨークが嵐に襲われる。最初の微少な動きが少しずつ増幅され、究極的には巨大な変化をもたらすことになる。社会現象に当てはめれば、最初はそれほど重要とは思えなかった変化が、HIVの新たな流行のような大変動をもたらすこともあるのだ。

国境を越えた課題

国際援助の分野でも例のないことが起こった。一つの慢性疾患の治療のために、高所得国の国民の税金がこれほど大規模に使われることは、これまでなかった。治療は生涯にわたって必要なので、何十年間にわたる資金確保に対しても暗黙の合意がなされた。費用がかさむ抗レトロウイルス治療プログラムを、高所得国から途上国へも広げるには、これが唯一の方法だった。そのために、国連合同エイズ計画（UNA

UNAIDS	国連合同エイズ計画は11の国連機関の活動を結びつけ、他の国際組織や各国機関とも協力してエイズとの闘いを続けている。
世界エイズ・結核・マラリア対策基金（グローバルファンド）	国際的な資金機関。エイズ、結核、マラリア対策分野の予防、治療、ケアに出資。
世界エイズ対策企業連合	公衆衛生分野への出資を行っている民間企業・組織のイニシアティブ。
国際HIV／エイズ連合	コミュニティに基盤を置く組織（CBO）の国際協力体。HIV感染の拡大を防ぎ、エイズ対策諸課題に対応する。
ビル＆メリンダ・ゲイツ財団	研究、開発、保健、農業、教育分野のさまざまな活動を支援する民間の助成財団。
ウェルカム・トラスト	世界的な慈善団体。多数の医科学、国際保健研究を支援。
UNITAID	低所得国のHIV／エイズ、マラリア、結核の治療薬、診断薬購入資金の拡大を目指し、革新的資金調達を行う国際保健組織。
国際エイズ・サービス組織評議会（ICASO）	HIV陽性者を支援し、保健、人権、ジェンダーの平等などに寄与するエイズ運動を進める組織。
世界HIV陽性者ネットワーク（GNP+）	HIV陽性者の生活の質の向上と取り組む組織。
国際HIV陽性女性コミュニティ（ICW）	HIV陽性の女性の生活の質の向上のためにHIV陽性の女性らが創設。
REDキャンペーン	企業の〈RED〉マーク商品の売り上げによってグローバルファンドを支援する民間イニシアティブ。
米大統領エイズ救済緊急計画（PEPFER）	米国のジョージ・W・ブッシュ大統領が、エイズとの闘いを支援するために発足させたイニシアティブ。
HIV／エイズと闘うカリブ諸国パートナーシップ（PANCAP）	カリブ地域のアンブレラ組織。エイズとの闘いで各国と国際組織・地域組織が連携。

IDS）、米大統領エイズ救済緊急計画（PEPFAR）、グローバルファンドといった新たな国際組織が創設され、さらに無数のコミュニティに基盤を置く組織も作られた。加えて、国境なき医師団（MSF）、パートナーズ・イン・ヘルス、ファミリー・ヘルス・インターナショナル、ポピュレーション・サービス・インターナショナルといった数多くの大小NGO、そしてエイズ研究財団（AmFAR）、ビル＆メリンダ・ゲイツ財団、クリントン財団、エリザベス・グレイザー小児エイズ財団などの民間の基金が世界のエイズ対策の主要なプレイヤーとなった。ついには、製薬業界も、千年紀の変わり目あたりからさまざまなかたちで巻き込まれていくようになった。

最初の国際宣言

エイズに関するスピーチや宣言が三〇年もの間、繰り返し行動を呼びかけてきたが、それで何かが変わることはまれだった。言葉の力は小さく、国連の宣言が突然、世界を変えられるわけではないことも明らかだった。それでもなお、世界や地域のさまざまな場面における宣言は、各国で交渉を進める際に、極めて有用な政治文書となる。政治はグローバルな影響力を持つが、それ以上に各国に密着したものでもある。したがって、常に国の政策について分析し、歴史的、文化的な経緯を踏まえた提言をしていかなければならない。たとえば中国で影響力を行使しようとするなら、他の国と同じように市民社会とメディアを通じて行うのではなく、共産党およびさまざまな政府機関との対話によって進める必要がある。UNAIDSは何年もかけて、少しずつ中国政府のより高いレベルの担当者と付き合い、二〇一五年には私が中国共産党中央党学校で講演を行うところまでこぎ着けた。党の上級幹部が学ぶ学校だ。講演の次には当時の温家宝首相と会談した。各部門に対する精力的な働きかけと信頼の構築があって初めて可能になったことだ。

その結果、薬物使用者に対するＨＩＶ予防対策などで大きな政策の変更が実現した。

しかし、各国の状況に合わせるということは、異なる聞き手には異なるメッセージを伝えるということではまったくない。そんなことをすれば、伝え手や組織に対する信頼はたちまち崩壊してしまう。問題は、どのように課題を提示するか、共感の得られる事例を選ぶか、適切な聞き手に呼びかけられるか、その土地の言葉で語るか、といったことだ。たとえばキューバや中国のような国で、相手が聞く耳を持たなくなってしまうような用語を使わずに人権について語るにはどうしたらいいのか。私の経験では、同性愛や薬物使用者のハームリダクション［感染や過剰摂取による死亡など薬物使用に関連する被害の軽減策］といった論争の起きやすい話題を取り上げることは可能なことが多いが、どんな場合にもうまくいくとは限らない。エイズについて困難な議論をするときには必ず確実な科学的知識に基づく必要があるが、影響を及ぼすには、政治的な意思決定過程やそのための書かれざるルールに関する知識もまた重要になる。中国や米国、インド、南アフリカとそれぞれ国は違っても、そのことに変わりはない。すべての国に同じクッキーの抜き型をあてがうような一律の方法では誰ひとり説得できない。だが国際保健の領域では、そうした北米ないし西欧の流儀がまだ幅をきかせている。

流行初期の段階で、ＨＩＶの短い歴史においても画期的ないくつかの宣言がなされた。一九八七年には、当時のハーフダン・マーラーＷＨＯ事務局長が、世界政治のトップレベルにおける最初の宣言を国連総会で行っている。このなかでマーラー事務局長は、世界が協力してエイズの流行に対応することを呼びかけ、エイズがもたらす社会的、経済的な影響がいかに大きなものになり得るかを示した。一九八三年の「ピープル・ウィズ・エイズ」の権利に関するデンバー原則は、どのような政府の文書にも先行して最初に行われたエイズ宣言であり、ＨＩＶ陽性者参画の原則がはっきりと述べられた。この原則は一九九四年、パリ・エイズサミットでも確認され、参加四二カ国が署名した共同宣言のなかで、「ＨＩＶ陽性者のより積極的な参画（ＧＩＰＡ）」として明記された。デンバー原則は、ＨＩＶ陽性者がより尊重され、その参画が促進されることを求める最初の記録文書となった。デンバー原則には、犠牲者として扱われることを拒否し、偏見や差別と闘うことを呼びかけ、自らのセクシャルヘルスに責任を持ち、感染の事実をパートナーに伝えることなどが盛り込まれている。デンバー会議後もＨＩＶ陽性者は自分たちの権利を主張するだけでなく、陽性者としての役割と責任を認め、評価するよう求めてきた。こうした主張を表現するかたちで、ニューヨークとパリのＡＣＴ　ＵＰ（解放へのエイズ連合）、世界ＨＩＶ陽性者ネットワーク（ＧＮＰ＋）などの組織が世界各地で生まれた。エイズの流行に最も大きな影響を受けているアフリカでは、一九九〇年代まで、ほとんどの地域でＨＩＶ陽性者が声を上げることはなかったが、ウガンダで一九八七年に設立されたエイズ支援機構（ＴＡＳＯ）が先駆者となり、後にさまざまな組織が大陸各地で生まれた。

ウイルスは一〇年も経たないうちに世界を征服していたが、世界が効果的に流行と闘うために政治的に対応し、資金を投入するようになったのは一九八一年にエイズの最初の公式症例報告があってから二〇年も過ぎた後だった。

国連機関の初期対応

いまから見るとＨＩＶに対する国際機関の初期対応は驚くべきものだった。ＷＨＯのハーフダン・マーラー事務局長は当初、他の公衆衛生、開発分野の専門家と同様、新たな流行に当惑していた。「二〇〇〇年までにすべての人に健康を」計画（プライマリーケアのユニバーサルアクセス）、および国連児童基金（ＵＮＩＣＥＦ）が目指す子供の健康という計画を覆すような流行だったからだ。マーラー博士は一九八五年にザンビアを訪れた際、エイズにばかり注目すべきではないという声明まで出している（この種の発言はいまなお、昔ながらの公衆衛生の専門家から聞くことがある）。マーラーの優れたところは、後に自分の誤解を認めたことだ。同じようにUNICEFのジェームズ・グラント事務局長も一九八九年の国連総会で子供の権利会合が開かれたときには、HIV／エイズに言及することはなかった。それ以外は画期的な総会だったが、こうした対応には二つの理由があったと考えられる。第一に、母子を対象にしたプログラムに性に関する問題を持ち込みたくなかったのではないか。第二に、すでにHIVの感染経路として母乳を含む母子感染が明らかになっていたという事情もあっただろう。UNICEFは母乳保育に深く関わっており、子供の健康に好影響をもたらすと強調していた。母乳保育とその絶対的な利益に疑問を投げかけるとなると、問題は大きい。こうした反応は理解できるものの、その結果として効果的な予防策、とりわけ母子感染予防策の実施は遅れることになった。新たな現実に素早く対応することが、大きな組織にとっていかに難しいかを示す事例だろう。もう一つの例は国連人口基金（UNFPA）や国際家族計画連盟（IPPF）のような家族計画分野の国際組織で、避妊と性感染予防が混同されることを望まず、エイズとの闘いにはあまり協力的ではなかった。

WHOが初めてエイズ関係の会議を開いたのは、初の公式症例が米国で報告された二年後、一九八三年のことだった。デンマークにあるWHO地域事務所が会場だった。WHOはエイズを高所得国だけの問題と考えていた。それでも一九八五年にはWHO感染症部長ファカリー・アサドと、ザイールのキンシャサで行われていたプロジェクトSIDAの当時の事務局長ジョナサン・マンの二人が呼びかけ、中央アフリカ共和国のバンギにあるパスツール研究所でWHOの会合が開かれた。流行がアフリカに広がっていることと、対応を急がなければならないことがようやく認識されたのだ。ウイルスを検出する検査施設がなくとも、すべての途上国でエイズの疫学調査が行えるよう臨床定義もまとめられた。WHOがエイズの特別プログラムを発足させたのは一九八七年のことで、アトランタのCDCにいたジョナサン・マンが初代部長に就任した。ザイールの科学者、保健省、そして米国立衛生研究所（NIH）やアントワープの熱帯医学研究所の協力を受け、キンシャサでプロジェクトSIDAをつくったのもマンだった。二、三年のうちにマンはその特別プログラムを世界エイズ計画（GPA）に改変し、低・中所得国での対策に取り組むようになった。

中嶋宏博士がWHO事務局長に就任したことから、マンと中嶋博士の間では権限と優先度をめぐり、絶え間なく争いが続くことになった。中嶋博士は世界エイズ計画を通常のプログラムにすることを望んだ。GPAの活動は、各国を管轄する地域事務所を通して進めなければならないということだ。つまり、本部のGPAは、活動に関しても、予算に関しても、何もできなくなる。イデオロギー上の緊張もあった。ジョナサン・マンは人権尊重を基本にしてエイズ対策を進めようとし、中嶋博士はもっと医学的なアプローチを重視することを好んだ。できるだけ医療を基本にしようとし、エイズは重視され過ぎていると考えていた。マンは一九九〇年に退任した。WHO下痢症対策部長のマイケル・マーソンが後任となり、WHOの束縛を受けた困難な状況のなかでプログラムをより効果的なものにしていった。

一九九〇年から九四年にかけて、拠出国はWHOの活動、そして国連機関同士の確執に不満を募らせていった。互いの調整もないまま似たり寄ったりのエイズ対策が進められ、当事国の優先事項がないがしろにされていたからだ。なかでも問題とされたのはUNDP、UNICEF、世界銀行だが、二国間援助機関も、他の機関と調整をはかることなく各国プログラムの支援を続けていた。結果として国レベルで、プログラムの重複が増え、エイズ対策のニーズに対応できない状態となった。同時に途上国内でも、検査や臨床のサービスを所管する保健大臣と、予防や啓発により強い関心を持つ他の政府部門との対立が、国連機関相互の対立と同様、存在していた。国連機関の間の調整がどうしてもうまくいかないことから、エイズ対策で提起される問題のすべてに対応することなど既存のどの国連機関にもできないということが明らかになっていった。一九九五年に国連合同エイズ計画（ＵＮＡＩＤＳ）が創設されたのは、こうした事情があったからだ。

エイズに関する理解の展開

歳月を経るとともに、エイズの流行についての理解が深まり、対策の進め方をめぐって激しい議論も起きている。これは重要なことだ。いかなる保健課題であれ、実際に効果がある対策を進めるには、予防や治療の手段の開発に加え、何が課題なのかをしっかりと理解することが求められるからだ。エイズは、健康、疾病、そしておしなべて社会に対する考えを深めるよう私たちに促した。

感染症としてのエイズ

エイズは第一に、ＨＩＶというウイルスによって起きる感染症である。効果的な治療もワクチンもない状態で感染症を制御しようとすると、ＨＩＶ／エイズの場合に何年もそうだったように、いくつかの方策の間を揺れ動くことになり、隔離政策、医療へのアクセスの改善、ハイリスク集団の特定、疫学的調査などが行われる。

エイズの流行に対する政府の最初の対応として、ウイルス保持者と考えられる集団の排除、強制的なＨ

エイズは第一に、ＨＩＶというウイルスによって起きる感染症である。効果的な治療もワクチンもない状態で感染症を制御しようとすると、ＨＩＶ／エイズの場合に何年もそうだったように、いくつかの方策の間を揺れ動くことになり、隔離政策、医療へのアクセスの改善、ハイリスク集団の特定、疫学的調査などが行われる。

ＩＶ検査、感染者の隔離、ＨＩＶ陽性者に対する入国禁止や滞在期間の制限、リスクの高い行為に対する処罰などが行われることがある。たとえばキューバとバングラデシュでは当初、ＨＩＶ陽性の個人は隔離された。ドイツのバイエルン州政府担当者は一時期、ＨＩＶ感染の可能性を排除できない人たち、たとえばセックスワーカーや薬物使用者には強制検査を実施することを提案したが、実施に移されることはなかった。スウェーデンの法律は、エイズのような社会を脅かす病気にかかったと思われる人に検査を義務づけ、感染が分かれば隔離するとしていた。特定の仕事や活動については、強制検査を受けなければ就業を制限された。オーストリアのセックスワーカーは三カ月に一度、検査を受けるよう求められた。ベルギーは特定の軍関係者およびアフリカからの奨学金希望者に検査を求めた。米国は（二〇一二年まで）、そしてその他の多くの国も、ＨＩＶ陽性者の入国を禁じていた。二〇〇九年の時点で五九カ国が、二〇一五年の時点でも三五カ国がＨＩＶ陽性者の国外退去、拘留、入国拒否などを続けている。[3]

人権の課題としてのエイズ

ＷＨＯに新設された世界エイズ計画（ＧＰＡ）は、エイズの流行を制御するためにどのような人権の制限を課すことにも、最初から強く反対した。先見性豊かな初代部長ジョナサン・マンのおかげで、人権の尊重は世界のエイズ対策の基本に据えられた。マンがこうした視点が持てたのは、HIV陽性者が置かれていた弱い社会的な立場を分析したからであり、また隔離や国境閉鎖といった伝統的な手法ではHIV感染の拡大を効果的に防ぐことはできず、過酷な人権侵害が残る結果にしかならないと確信していたからだ。孤立し、偏見にさらされて生きることへの恐怖から、感染した人は自らの感染を隠し、最も必要な教育や相談を受けることもできなくなってしまうだろう。HIVに感染した何百万もの人を何十年も隔離することなどそもそもできない相談なのだ。

ジョナサン・マン自身が米国南西部でペストの流行に対応し、次いでザイールでHIVの感染拡大に直面するなかで、これらの流行において社会的、文化的要因が極めて重要なことをすぐに理解した。

健康とそれに関連した行動、つまりダイエット、運動、喫煙、薬物使用、飲酒、性行動などの決定には、個人的要因と社会的要因が絡み合っているが、公衆衛生の知識の中核をなすのはそれだけではない。むしろ、ほとんどとはいわないまでも、多くの人にとって、その人が置かれている社会的な文脈が、健康状態を決定する要因として圧倒的ではないにしても重きをなしている。(4)

伝統的な公衆衛生と疫学は、健康と疾病に関する社会的な要素を無視し、分析対象を個人のリスク要因に限定したが、マンはこれに反対した。疾病予防の伝統的モデルは、リスクを自覚した個人が合理的に選択するという信念に基づいており、選択が行われる際の束縛や条件を考慮するのを忘れている。

公衆衛生と社会を和解させるために、マンはそれまでは交わることなく別々の道をたどっていた健康と個人の権利を結びつけようとした。[5] 人権が提起する問いは、福祉と健康の社会的条件に関するものであり、政府が一人一人に保証すべきものは何か、初等教育、社会保障、医療へのアクセス、住居、食糧などをどこまで確保すべきか、といったことだ。人権と倫理に基づくエイズの理解は、病気に対する厳格な医学的アプローチからの画期的な進展だった。医学的アプローチが支配的だった一九八〇年代には、HIV感染は何よりも、後天性免疫不全症候群として見られていた。

開発の課題としてのエイズ

国連開発計画（UNDP）は一九九〇年代の初めからエイズを何よりも「人間開発」の問題ととらえるようになった。こうした視点は一九八〇年代の国際開発理論とプログラムに対する批判から生まれてきた面もある。当時の開発理論は、国の経済成長と個人の選択との間に緊密な結びつきがあるという仮説に依拠していた。だが、人間開発の基本的考え方をまとめたパキスタンの経済学者、マブーブル・ハックをはじめ多くの人がこれとは異なる開発モデルの必要性を指摘していた。[6] 一九九〇年代以降、UNDPの人間開発年次報告書のなかで人間開発の考え方が重要な社会課題に体系的に適用されるようになった。アマルティア・センやその他の研究は、人間開発とは個人の選択の幅を広げ、人間としての能力をより確かにすることを目指すプロセスだとしている。

開発の基本的な目標は人びとの選択の幅を広げることだ。理念的には選択の幅は無限であり、いつでも変更することができる。収入や経済成長のように数字に表わされるものではない成果、すぐには分からない成果に人びとが価値を見出すこともしばしばある。たとえば、知識へのアクセスの拡大、栄養や保健サービスの改善、より安全な生活環境、犯罪や暴力からの保護、余暇を楽しむ時間、政治的、文化的な自由、コミュニティ活動への参加の実感などだ。開発の目的は人びとが健康で創造的な日々を長く過ごせるような環境を生み出すことだ[7]。

エイズの流行に大きな影響を受けている国では、「人間開発」にも深刻な影響が現れている。とくに平均余命、教育、女性の社会的役割、経済的な不平等に影響があり、経済の打撃は大きい。流行が深刻なアフリカの国では開発に必要な資金をエイズの流行が奪い取ってしまうことを先進国の開発機関は強く懸念するようになった。治療のコストがかかり、死者が増えれば生産性も低下する。貧困が悪化し、人材が失われ、社会構造は不安定になるだろう。こうした懸念から、エイズ対策は国連ミレニアム開発目標（ＭＤＧｓ）の重要項目の一つと位置づけられた。ＭＤＧｓは開発機関や各国を動かす力となった。

人間の安全保障の問題としてのエイズ

国際政治、および各国の国内政治において、何より重要なのは経済と安全保障だ。冷戦の終結により「人間の安全保障」への関心は一段と高まった[8]。最も簡潔に定義をすれば、「個人の安全保障に基づく国の安全保障が世界の安全保障の基礎となる」ということだろう。安全保障は持続的人間開発の戦略を遂行する公共財と見なすことができる。日本はとりわけ、外交の基盤として人間の安全保障を推進してきた。

この新たな考え方には、経済面での最低保障、容認できる生活の質の確保、表現や結社の自由を含む基本的人権の尊重なども含まれている。人間の安全保障は、「安全保障」と「国家」の関係をいったん解体し、結果として国家主権に国民を守る義務を課すことになる。このことはまた、一九九〇年代のカンボジア、ソマリア、ルワンダ、旧ユーゴスラビア（ボスニア・ヘルツェゴビナおよびコソボ）と続いた一連の危機によって国際社会の大きな課題となった人道的介入の権利あるいは義務をめぐり、尽きることのない議論を呼び起こすことにもなった。コフィ・アナン事務総長は二〇〇〇年の第五五回国連総会で次のように語っている。

おびただしい人権の侵害、住民の大規模な排除、国際テロ、エイズの世界的大流行《パンデミック》、薬物および武器の密輸、大災害などはすべて、人間の安全保障に対する直接の脅威である。

HIVの流行はまさしくその規模において、人間の安全保障を脅かす問題としてとらえられた。古典的な安全保障の問題は、米国国家情報委員会などがいうように、社会が不安定になり武力紛争を招くというものだが、エイズはこうした問題としては、十分に議論されてこなかった。しかし、軍事行動や紛争がHIV感染拡大のリスクを増大させることは、国連安全保障理事会が平和維持活動におけるHIVに関して採択した決議一三〇八が認めている(9)。

多国間システムの誕生と国際的な反応

国連合同エイズ計画

何年にもわたり数多くの会合で議論を重ねた結果、一九九五年に国連合同エイズ計画（UNAIDS）が創設された。いくつかの加盟国政府、国連機関、非政府組織（NGO）の代表からなる非公式の委員会によってコンセプトがつくられた。単一の病気に対応するために新たに国連機関がつくられた理由は数多くある。そのうちのいくつかは国連経済社会理事会の報告書のなかで、詳しく説明されている。[10]

事態が緊急かつ重大であるがゆえに、その社会経済的・文化的背景が複雑であるがゆえに、そしてＨＩＶ感染をなおも取り巻いている拒絶と油断のゆえに、その拡大を促すのは隠された行動、タブーの行動であるがゆえに、影響を受けている人びとへの差別や人権侵害のゆえに、ＨＩＶ／エイズの流行は、他のいかなる保健問題にも増して、特別な地球規模のプログラムを必要としている。恐怖と偏見が向けられている疾患、原因と影響とが社会のあらゆるところに広がっている疾患、そうした疾患の急速に拡大する流行に抗して、地球規模の対策を調整することができるのは、国際連合の全組織による特別なプログラムしかない。

さらにエイズに対しては新たな理解も広がってきた。破壊的な流行は人間開発を脅かす流行であり、貧困を拡大し、平均余命を縮めている。市民社会と他の部門もこの世界的課題に取り組む必要があるときに、狭い医学の手かせ足かせから解き放たれてエイズと闘うことがＷＨＯにはできない、というのが大方の見方だった。ＵＮＡＩＤＳ設立に関する一九九四年の決議[11]は、新たなプログラムについて「各国におけるＨＩＶ／エイズの予防と対応を進めるために広範な政治的、社会的活動を促進すること」にあるとしたうえで、「各国の対策に幅広い部門や機関が加われるようにすること」を求めている。また、「適切な資金確保と配分を含め（…）より大きな政治的関与を奨励する」としている。

ＵＮＡＩＤＳが一九九五年に創設された当時、共同スポンサーだった六機関（ＷＨＯ、世界銀行、ＵＮＩ

CEF、UNFPA、UNESCO、UNDP）が望んでいたのは各機関のエイズ対策の調整にあたるだけの組織だった。しかし、一九九六年に活動を開始した時点ですでに、初代事務局長として創設準備を進めていた私は、単なる調整以上のことをする組織に変えていた。調整だけでは国連と加盟国との果てしないやりとりに終始することになり、流行の行方を変えることも、人びとのいのちを救うこともできないと確信していたからだ。UNAIDSはエイズに勝つという考えに基づいていた[12]。政治的な意味では政府間組織であり、ジュネーブに本部を構え、エイズの流行に大きな影響を受けている地域の約六〇カ国に現地事務所を置いた。事務局は政策と戦略の諸問題とその間の調整に集中し、治療費や医療用品の価格交渉を含めた資金の確保、そして対策の評価を行うこととした。この新たな考えは、倦むことなく続けられた一連の政治的議論の成果だった。私はあらゆる分野から人を集め、当時すでに世界中で一、五〇〇万もの人が感染していたエイズに対して、何をなすべきか議論を重ねた。

六つだった共同スポンサー機関はその後、国際労働機関（ILO）、国連難民高等弁務官事務所（UNHCR）、世界食糧計画（WFP）、国連薬物犯罪事務所（UNODC）、UNウィメンが加わり、現在は一一に増えている。共同スポンサー機関の代表による調整委員会がつくられ、自律性を持ったプログラム調整理事会（PCB）も発足した。そこにはNGOもHIV陽性者組織を含む市民社会の代表として加わっている。国連機関では初めてのことだ。UNAIDSはすぐに世界のエイズ政策の主要な牽引役となり、科学と人権を基本にした戦略的指導に重点を置き、アクティビズムと外交との均衡に努めている。各国レベルでは、政府内の各部門とNGO、そして国際機関が協力して効果のあるエイズ対策を進めていくようになるには、さらに数年がかかった。公平を期していえば、多くの国でエイズに関して有効な指導性と対策がとられるには、まだなお時間を要するというべきだろう。ミシェル・シディベ事務局長に率いられ、UNAIDS

はアフリカの同性愛男性など社会から排除されがちな人たちの権利を擁護する先頭に立ち続けている。

各国の指導者

世界のＨＩＶ対策は、国連の抽象的な概念というわけではない。一九八〇年代末から複数の国で経験を踏まえた対策が取られてきた。そのいくつかを見てみよう。ウガンダでは、数年に及ぶ内戦を経てムセベニ大統領が一九八五年に政権についた直後に恐るべきエイズの流行に直面した。とりわけ軍隊が受けた影響は大きい。長年にわたる内戦と独裁の終結は、国民に解放感と活力と希望を与え、人びとの移動が盛んになった。ウガンダはおそらく、アフリカにおいて人びとが自らエイズに立ち向かった最初の国だろう。国のエイズ対策プログラム、そして後にはウガンダ・エイズ委員会の指導のもとで、多数の西側諸国およびＷＨＯの支援を受け、ウガンダは早い段階から精力的なエイズ対策を展開した。市民社会の役割を重視し、ＴＡＳＯ（エイズ支援組織）がアフリカのエイズ・コミュニティにおける活動の原型になった。[13]

だが、一九九〇年代および二〇〇〇年代初頭の目覚ましい成果の後、ウガンダにおける流行の縮小傾向は止まり、成人のＨＩＶ陽性率が七％強からは下がらなくなった。二〇一三年の推定ＨＩＶ陽性者数は一六〇万人（人口三、七五〇万の国だ）に達し、新規感染者は年間一四万人と流行のピークだった一九九〇年代とほとんど変わっていない。このＨＩＶ感染のリバウンドは、抗レトロウイルス治療の普及率が高く、ＰＥＰＦＡＲとグローバルファンドから巨額の投資がなされているなかで起きた。おそらくは、指導者にも国民にも、エイズに対する油断が生じたからだろう。こうした逆戻りは、初期の対策の成功がもたらしたものかもしれない。治療に比べて予防はおろそかになり、リスクの高い性行動が続き、コンドームの使用率は低い。また、毎年約三％という驚異的な人口増加も要因の一つかもしれない。

セネガル（ディウフ大統領のもとで、スレイマン・ムブプ教授、アワ・コルセック教授、イブラヒム・ンドイエ博士ら若手の医学者と公衆衛生専門家が積極的に起用された）、カメルーン、ザンビアを除き、アフリカの指導者は当初、自国のエイズの流行を認めようとしなかった。他の地域でも事情は変わらないが、エイズは長い間、結核や下痢などの病気に隠れ、見えない致死的感染症だった。しかし、一九九〇年代に入ってアフリカのエリートたちが次々にエイズで死んでいくと、その態度も変わっていった。軍人だけでなく、さまざまな分野の専門家やアーティスト、政治家も死んでいった。たとえば、ザンビアでは一九九〇年から二〇〇〇年までの間に多くの現職国会議員が死亡している。ほとんどがエイズだった。当時のケネス・カウンダ大統領の息子も死亡した。それぞれの国でエイズがもたらした影響の明確な報告とあいまって、エイズは国家の非常事態として広く受け止められるようになった。東部、中部、南部アフリカでは、エイズによる死者が大きく増え、はっきり目に見えるようになった。ルワンダ、ブルキナファソ、ボツワナは一九九〇年代後半、最も積極的にエイズ対策に取り組む国になった。

大西洋の向こうのブラジルでは、軍事独裁体制が何年も続いた後、非常に良く組織され、精力的に活動する市民社会運動が生まれた。エイズは性にオープンな文化のもとで広がったが、他の国とは異なり、市民社会と政府がＨＩＶに取り組み続けた。一九九六年に抗レトロウイルス薬が入手可能になるとすぐに、ブラジルはこの治療を無償で提供するようになった。低・中所得国では最初の国だった。一九九九年には、経済危機に見舞われ、レアルを切り下げた後でも、フェルナンド・エンリケ・カルドーゾ大統領が公的エイズ治療プログラムの中止を求める国際通貨基金（ＩＭＦ）に屈することはなかった。財政的には世界銀行からの借り入れに支えられた政治決断だった。以来ブラジルはエイズ政策分野のリーダー的存在となり、政府、市民社会、企業が参画する対策が進められた。保健政策とエイズ対策、知的財産権の保護、治療薬へのアクセス、これらはブラジルの外交政策にも組み込まれている。私が会ったブラジルの大使のほとんどがエイズとジェネリック薬、およびグローバル・ガバナンスといった伝統的な外交には含まれていなかったテーマについて、繊細な話ができる人たちだった。ブラジルの精力的なエイズ政策は、長年にわたり独裁政治と闘い続けたアクティビズム、よく組織されたゲイコミュニティ、健康権を認めた憲法、そして地元の製薬産業を育成しようという動機などに支えられてきた。このため特許に関しては冒険をすることになったが、ブラジルは一貫して国際的な知的財産権に関する協定に矛盾する行動はとらなかった。こうした政策にもかかわらず、国内の格差は依然、大きな問題として存在している。抗レトロウイルス薬の費用は全国的に連邦政府が負担しているが、医療ケアの実施は州や市の責任とされている。結果として比較的、裕福なサンパウロやリオデジャネイロならそれなりにＨＩＶ治療が受けられるものの、貧しい東北部の州の事情は異なり、連邦政府による抗レトロウイルス治療は容易に受けられても日和見感染症治療の抗生物質はそうではなかった。

　アジアで最初にエイズの流行が拡大したのはタイだった。性産業の広がりを考えれば驚くにはあたらないが、それは商業的セックスを（少なくとも男性には）許容する文化によるものと思われる。一九九〇年代の初めから大変な流行に直面し、徴兵されて入隊する若者の四％がＨＩＶ陽性であることが判明した。政府は商業的セックスによる感染を減らし、性産業を安全にすることを基調にコンドームの常時使用を促す「一〇〇％コンドーム」キャンペーンという現実的な対応策を採用した。一九九〇年代初期の情報相で、家族計画の活動家、実業家、オピニオンリーダーでもあったミチャイ・ウィラワイタヤ上院議員が保健省とともにタイの革新的なエイズ対策の推進役となった。コンドーム使用を促す大規模なプログラムが、僧侶や財界人、教師など数多くのプレイヤーを巻き込み、独創的なコミュニケーション手段を駆使して展開アジアで最初にエイズの流行が拡大したのはタイだった。性産業の広がりを考えれば驚くにはあたらないが、それは商業的セックスを（少なくとも男性には）許容する文化によるものと思われる。一九九〇年代の初めから大変な流行に直面し、徴兵されて入隊する若者の四％がHIV陽性であることが判明した。政府は商業的セックスによる感染を減らし、性産業を安全にすることを基調にコンドームの常時使用を促す「一〇〇％コンドーム」キャンペーンという現実的な対応策を採用した。

された。その結果、タイのセックスワーカーのHIV陽性率は一九八〇年代末には三〇％近かったのが、二〇一〇年には三％以下になり、見事なまでの減少を示した（図1-5）。ただし、街頭のセックスワーカーのHIV陽性率は高いままにとどまっている（図1-6）。このプログラムの成功で、何十万という人のいのちが救われた。同じように商業的セックスが広がっていたカンボジアやベトナムを除けば、世界はこの予防戦略に対し、タイ社会の特別な事情によるものとして、ほとんど関心を示さなかった。隣国のミャンマーでは、二〇〇九年時点でもセックスワーカーのHIV陽性率は約一八％とされている。タイ政府の性感染対策はこれほど開かれていたのに、薬物使用に対しては後継政権が抑圧的な姿勢で臨み、予防に有効なハームリダクション対策を採用しなかったことから、注射薬物使用者の間に防げたはずの感染拡大を招いてしまった。男性とセックスをする男性に向けたプログラムもずっと不十分だったために、結果として高い感染率が続くことになった。

世界規模の対策に向けた高所得国の自覚

米国立衛生研究所（NIH）や米疾病予防管理センター（CDC）、エイズ研究財団（AmFAR）はアフリカやアジアの研究を支援していた。しかし、米国では長い間、そしてヨーロッパでも多かれ少なかれ、エイズアクティビストの活動は国内の対策に集中する傾向が強かった。治療研究の推進や資金確保、差別との闘いといった課題が優先されていたのだ。そうした中で国際エイズ・サービス組織評議会（ICASO）、世界HIV陽性者ネットワーク（GNP+）、国際HIV陽性女性コミュニティ（ICW）といった国際ネットワーク組織は、数多くの域内、国内組織と協力しつつ、エイズが世界の重要課題となるよう倦むことなく活動を続けてきた。

一九九〇年代末に、大手メディアの関心が高まり、エイズの流行とその世界的影響に関する情報がようやく広く伝えられるようになった。統計数字の背後にある人びとの悲劇、とりわけエイズ遺児やHIV陽性の母親と感染した赤ちゃんも取り上げられた。ニューヨーク・タイムズやUSAトゥデイ、ワシントン・ポスト、そして主要テレビ局がアフリカの爆発的な流行について報道し、それが米国の世論に大きな影響を与えた。アイルランド出身のロックグループU2のボノやブラジルのサッカー選手ロナウドのような著名人も世界的なエイズ運動に加わるようになった。ビル・ローディ率いるMTVネットワーク・インターナショナルなど音楽・文化関係のメディアも参加している。MTVの視聴者は、多い日には世界で九億人に達している。MTVのマーケティング調査によると、エイズは若者が選ぶ重要課題の上位五位以内に入っていたという。音楽とインターネットと若者文化を活用したMTVの「ステイング・アライブ」キャンペーンは、世界に向けて、HIV予防およびエイズにまつわる差別との闘いを呼びかけた。二〇〇五年に発足したステイング・アライブ財団は若いリーダーに予防とケアのための小さな助成金を提供し、世一九九〇年代末に、大手メディアの関心が高まり、エイズの流行とその世界的影響に関する情報がようやく広く伝えられるようになった。統計数字の背後にある人びとの悲劇、とりわけエイズ遺児やHIV陽性の母親と感染した赤ちゃんも取り上げられた。ニューヨーク・タイムズやUSトゥデイ、ワシントン・ポスト、そして主要テレビ局がアフリカの爆発的な流行について報道し、それが米国の世論に大きな影響を与えた。

界の至るところでHIV／エイズ対策を通じて社会のより良い変化を促している。

エイズの流行が深刻な国では企業も参加するようになった。人材という企業の基盤が、大きな打撃を受けているからだ。サハラ以南のアフリカでは、スタンダードチャータード銀行、ハイネケン、ユニリーバ、フォルクスワーゲン、アングロ・アメリカンなどが「職場におけるエイズ」プログラムを策定し、予防対策とHIV陽性の従業員の支援に取り組んでいる。その後、ダボスの世界経済フォーラム（WEF）では、大手の鉱業、石油企業がエイズに関心を示すようになった。生産コストにも影響を及ぼしていることに気づいたからだ。一九九七年には南アフリカのネルソン・マンデラ大統領が、ダボスでエイズについて重要な演説を行った。公開の場で彼がエイズについて語ったのはこのときが初めてだった。マンデラ氏が強く訴えたのは、エイズとの闘いに本腰を入れなければ、企業はアフリカの大部分の開発を放棄せざるを得なくなるということだ。たいていはおずおずとではあったが、産業界の「職場のエイズ」プログラムへの関与も、少しずつ増えていった。一九九八年には、エイズ対策に取り組む企業が世界エイズ対策企業連合のもとに集まった。グラクソのCEOリチャード・サイクスが創設し、後にMTVネットワーク・インターナショナル会長のビル・ローディが引き継いだ組織だ。米国のビジネスマンであり、外交官でもあるリチャード・ホルブルックが代表になり、協議会は大きく成長し、現在では結核とマラリアの対策にも活動を広げている。

ビル&メリンダ・ゲイツ財団が創設され、一九九八年からエイズその他の疾病対策に投資を始めたことは、国際保健分野の重要な動きだった。二〇一六年には世界の開発プログラムに年間二二億一、一〇〇万ドル、国際保健分野のプログラムと研究に一一億九、七〇〇万ドルを出資している。その一八%はHIV／エイズ分野である。(14)世界銀行も長く躊躇した末にではあったが、ジェームズ・ウォルフェンソン総裁のもとでエイズとの闘いに固い決意で加わった。世界銀行の融資を受けている国における流行の影響が、ますます深刻になってきたからだ。二〇〇〇年にはアフリカ担当副総裁のカリスト・マダボがアフリカのエイズ対策支援に五億ドルの助成を有償ではなく無償で行うプログラムを始めた。エイズ対策に巨額の新規融資が可能なことを初めて示したという意味で、そして、財務省をはじめ保健以外の分野の省庁が初めて加わり、エイズ対策を国の主要開発課題として位置づけるようになったという意味でも、これは大きな前進だった。

二〇〇〇年と二〇〇一年：臨界点《ティッピング・ポイント》

振り返れば新千年紀の幕開けは世界のエイズとの闘いの転換点だったように見える。マルコム・グラッドウェルがいうところの「臨界点《ティッピング・ポイント》」である。(15)国際政治の最前線での精力的な活動とエイズ対策の拡大に必要な追加資金確保のための努力が実を結び始めたのだ。こうして二〇〇〇年一月一〇日に開かれた新千年紀最初の国連安全保障理事会はアフリカのエイズの流行に関する集中討議となった。安保理議長国の当番月だった米国からアル・ゴア副大統領が出席して議長席に着き、その隣にコフィ・アナン国連事務総長が座った。そのときまでは伝統的に安全保障、紛争、平和を議論してきた安保理が、初めて保健問題を議題として取り上げた。それがエイズなのだ。保健分野にとどまる問題ではなく、安全保障というまさしく国際政治の課題としてエイズをとらえたという意味でも異例のことだった。米国のリチャード・ホルブルック国連大使は、エイズの世界的大流行《パンデミック》が安全保障を脅かす新たなタイプの構成要素となることを他国の大使たちに粘り強く説いて回った。会議が可能になったのはそのためでもある。エイズを安保理の議題として取り上げる表向きの理由は、平和維持活動に影響を与える可能性があるということだったが、安保理メンバーの何カ国かは人間の安全保障という考え方がその根拠になることを理解していた。そのときの議論は安全保障の概念を不安定化の防止や戦争のない状態以外にも広げる第一歩となった。同じ年に米国の国家情報委員会が報告書を発表し、エイズは流行国の政治を不安定にする潜在的要因であり、内的脅威だとの見方を示した。幸いなことに、報告書のシナリオのいくつかは、とりわけアジアにおける感染拡大の予測が過大だったために、あまりに大げさであることが後に明らかになった。

安保理の議論のもう一つの成果として二〇〇〇年七月に決議一三〇八が採択され、HIV予防対策をとらない限り、国連の平和維持活動の展開はできないことが明記された。また、各国には、軍隊や警察のためのHIVプログラムを策定することも勧めている。決議一三〇八採択の背景には、武装組織はリスクの高い性行動をとりやすく、HIV感染の影響を受ける可能性があること、そしてクメール・ルージュによる大量虐殺体制崩壊後のカンボジアでは、平和維持部隊がHIV感染を広げたという批判が出ていたことがあった。平和維持活動ではHIV陽性率が高い国から低い国へと部隊が派遣されることも、その逆もあり得る。どちらの場合もＨＩＶ感染のリスクは高まることになる。

地域および世界レベルのイニシアティブ

二〇〇〇年時点では、各国、とりわけＨＩＶ感染の流行が深刻な国によって、地域における活動が必要だという認識を深めるためにいくつかのイニシアティブが動き出していた。一九九〇年代にはカリブ地域が世界で二番目に流行の影響が深刻な地域だった。二〇〇一年二月のカリブ共同体（ＣＡＲＩＣＯＭ）首脳会議ではセントクリストファー・ネーヴィスのデンゼル・ダグラス首相とバルバドスのオーエン・アーサー首相がＨＩＶ／エイズと闘うカリブ諸国パートナーシップ（ＰＡＮＣＡＰ）を発足させた。パンアメリカン保健機構のジョージ・アライン卿やカリブ地域ＨＩＶ陽性者ネットワークのヨランダ・シモンズ、そして私自身もＵＮＡＩＤＳの事務局長としてこの発足式には参加している。ＰＡＮＣＡＰはカリブ地域におけるエイズ対策の強化を目指していた。実際的な協力関係のモデルとなり、国内には足りないものばかりで移住人口を多く抱えていたりする小さな国々を支援し、限りある資源をより合理的に活用してきた。資金確保や抗レトロウイルス薬を購入可能な価格で入手するための共同交渉、研修の実施、人権尊重の促進、ＨＩＶ陽性者に対する偏見の解消などに大きな成果をあげている。

他の地域でも、エイズ対策の新たな動きを生み出す会議が新千年紀前後に開かれている。二〇〇一年四月にはナイジェリアのオバサンジョ大統領がアフリカ統一機構（現アフリカ連合）の会長として、アブジャでエイズ・結核・その他の感染症に関する特別首脳会議（アブジャ・サミット）を開催した。会議ではアフリカ諸国の国家元首が沈黙を破り、次々に自国のエイズについて語った。そして、エイズという問題を抱えていることをアフリカ大陸全体が一致して認め、この段階ではまだＨＩＶ感染の予防に関してだけだったが、問題の解決に向けて行動することを約束した。国連のコフィ・アナン事務総長はエイズについて歴史的な演説を行い、五つの行動計画を提案するとともに、抗レトロウイルス薬の価格を引き下げることを求めた。その少し前からUNAIDSとWHOは、抗レトロウイルス薬の価格を大幅に引き下げる交渉を大手製薬会社と行っていた。さらにアフリカの市場にジェネリックであるインド製抗レトロウイルス薬が届き始めていた。また、エイズに対する大規模なキャンペーンを実現するために、コフィ・アナンは年間七〇億〜一〇〇億ドルの「軍資金」を供給する基金の創出を呼びかけ、アフリカの指導者たちはそれぞれが国家予算の一五%を保健にあてることを約束した（実際にその目標を一〇年後に達成できた国は二、三カ国に過ぎなかった）。何百万という人が死亡した後でようやく、この首脳会議はアフリカがエイズの流行と闘うことを約束した。

HIV／エイズ、マラリア、その他の感染症と闘うことは、二〇〇〇年九月の国連総会で採択された八つの「ミレニアム開発目標（MDGs）」の中の目標6とされた。このことにより、エイズは多数の国や機関にとって開発の優先課題となったのだ。

二〇〇〇年一月に安保理でアフリカのエイズの流行について集中討議が行われた際にウクライナから国連エイズ特別総会（UNGASS）の開催が提案された。この提案はその後、流行地域における二つの地域首脳会議でも支持を受け、二〇〇一年六月にニューヨークの国連本部でUNGASSが開催されることになった。単一の保健問題をテーマに国連が総会を開いたのはこのときが初めてであり、四五人の国家元首や政府代表、多数の市民社会の代表らが出席した。当時の加盟一八九カ国が全会一致でコミットメント宣言を採択し、この流行が特別な性格を持つこと、保健分野だけでなく関連するすべての分野を巻き込み、各国の最も高いレベルで対応する必要があることが認識として共有された。宣言にはエイズ対策のロードマップが示され、若者の新規感染を減らすなど予防、ケア、治療に関する数多くの対策について、二〇一〇年までに達成すべき具体的な目標が盛り込まれた。エイズ対策における人権への配慮の重要性を指摘し、各国政府は差別や性暴力を減らしていくことを約束している。総会では緊迫する場面もあった。なかでも市民社会の参加、とりわけゲイ、レズビアンのNGOの参加登録をめぐって鋭く意見が対立した。エイズに影響を受けている人たちは対策に不可欠なパートナーであると私は強く感じていた。そして、ここで政府代表の間の論争を回避するには、国連では毎度のことだが、コフィ・アナンの権威が必要だった。

最終的な宣言文書には、抗レトロウイルス治療へのアクセスに関し、具体的な目標が盛り込まれることはなかった。現在では理解しがたいが、当時はそうした目標設定に躊躇があったことを示している。米国およびほとんどすべてのアフリカ、アジア、ヨーロッパの国々が反対に回った。例外は南アフリカ、カリブ諸国、フランス、ルクセンブルクといった国だけだった。また、男性とセックスをする男性、注射薬物使用者、セックスワーカーについても宣言は言及しなかった。大多数の国が具体的な単語を盛り込むことは、法的または道徳的にその行為を受け入れるという意味になると考えていたからだ。世界の国々の当時のムードは、国際ゲイ・レズビアン人権委員会がオブザーバーとして分科会に参加するのを認めるか否かを投票にかけたことにも表れている。カナダの提案で投票は開会式直前に行われ、国連総会で一票か二票差で認められた。いま投票が行われても、国連加盟国の圧倒的多数で認められるのかどうか、私には分からない。

コミットメント宣言は、二〇〇五年までに低・中所得国のエイズ対策に七〇億〜一〇〇億ドルを投じることも約束した。この種の宣言には極めて珍しいことに、国際社会はこの約束を尊重し、二〇〇五年には約八三億ドルが低・中所得国のエイズ対策に使われている。

流れを変えた組織：グローバルファンドとPEPFAR

日本が議長国だった九州沖縄サミット（主要八カ国首脳会議）の決議とあわせ、国連エイズ特別総会が残した成果の一つは、エイズ対策のための特別な基金の創設を求めたことだろう。半年後にはそれは世界エイズ・結核・マラリア対策基金（グローバルファンド）としてかたちになった。米国、英国、日本、フランスといった主要資金拠出国は、国連がその基金を管理することには強く反対した。既存の多国間機関は緊急事態に対応する基金の管理にはあまりにも動きが遅く、非効率だからだ。グローバルファンドは疾病に苦しむ国からの申請に対して資金を提供する官民パートナーシップの機関として設立された。実質的にその資金の大半は各国政府の資金拠出でまかなわれており、米国とフランスが最も大きな拠出国である。政府、NGO、企業を代表する二〇人のメンバーからなる理事会で管理され、UNAIDS、WHO、世界銀行は議決権のないメンバーとなっている。NGOが議決権を持たないUNAIDSと異なり、グローバルファンド理事会ではNGOにも議決権があり、常に理事会決定に同意するわけではないにしても、資金に関する決定に責任を負うことになった。技術的な助言とプログラムの実施に責任を持つのは国連機関、各国政府、および地元のNGOである。したがってグローバルファンドは自らプログラムを実施するわけではないが、評価はしっかり行うよう求められている。二〇一六年までにグローバルファンドはHIV対策の支援に累計一七〇億ドル以上を助成し、対象とする三つの疾病に対し決定的な影響を与えてきた。その支援により二〇一六年末には一、一〇〇万人が抗レトロウイルス治療を受けられるようになっている。(16) 受益国の主体性を尊重し実績に基づいて資金を供与する方式は他の多国間基金にとって良いモデルといえるだろう。

低・中所得国のエイズプログラムに対する資金が大幅に増えたのは二〇〇一年だった。高所得国の援助予算が増えている時期でもあったが、エイズ資金の増額分はおおむね追加された特別予算枠から出され、開発と保健分野の他の重要課題の予算を削って回す必要はなかった。それにもかかわらず、ほとんどの二国間、および多国間開発援助機関が抗レトロウイルス治療に資金を出すことに反感を持っていた。途上国の人たちの生涯にわたる治療にまで高所得国が責任を持つことはできない、というのが開発援助分野の書かれざるルールの一つだったからだ。さらに公衆衛生と開発分野の悲観論者たちは、はっきりと声をあげて反対していた。何百万ものHIV陽性者に複雑な治療を提供することなどそもそもできない、とくにサハラ以南のアフリカでは、保健サービスは貧弱でうまく機能していないではないか。こうして、低所得国における抗レトロウイルス治療へのアクセス提供に対する強力な反対連合がつくられた。その主張の一部は理解できないこともなかった。しかしそうした専門機関および専門家は、流行が極めて深刻な国々で、HIV治療へのアクセスを求めてかつてない力強い動きがどんどん広がっていることを知らなかったのだ。とりわけアフリカでは、生命に関わる治療を受けられる人は、それをいますぐ必要としている人の三％にも満たず、毎年何百万もの人がこの新しい流行病で死亡していた。治療が存在するのは北の先進諸国であり、患者は南の途上国にいた。しかし、UNAIDSが一九九七年にウガンダとコートジボワールで開始したプログラムは、アフリカにおけるHIV治療の実施が可能であることを示した。第五章で検討するように、治療に対する懐疑論を克服する一助になったと思う(17)。

米国のジョージ・W・ブッシュ大統領は二〇〇三年の所信表明演説で、一五〇億ドルをPEPFARに拠出するよう議会に求めた。このことは、多くの人を驚かせただけでなく、世界のエイズ対策を根本から変えることにもなった。必要な対策の規模に見合った資金を提供し、政治的にも技術的にも世界の超大国にふさわしい貢献を行う姿勢を示したからだ。極めて大きな成果をもたらしたこの計画は、次のバラク・

治療が存在するのは北の先進諸国であり、患者は南の途上国にいた。しかし、UNAIDSが一九九七年にウガンダとコートジボワールで開始したプログラムは、アフリカにおけるHIV治療の実施が可能であることを示した。第五章で検討するように、治療に対する懐疑論を克服する一助になったと思う。

オバマ大統領にも引き継がれた。PEPFARは二〇一七年までにグローバルファンドへの拠出も含めて七二〇億ドルの資金を投じ、米国の納税者による支援のおかげで一、三三〇万人が抗レトロウイルス治療を受けられるようになった(18)。議会で超党派の支持を得るには、エビデンスに基づいた対策、とりわけ注射針交換やセックスワーカーのためのプログラムなどの対策を支援したいと思っていない人たちとも、予算の三分の一は禁欲プログラムにあてるという条項にも、ひとまず妥協しなければならなかった。イデオロギー的な規制の多くは、いまでは取り除かれている。歴代の責任者であるランドール・トバイアス、マーク・ダイブル、エリック・グーズビーは議会の迷路と地雷原のなかで現実的にPEPFARの舵取りを行ってきた。PEPFARプログラムの多くを実施してきたのはNGO、とりわけ米国の大学や宗教系の団体だった。ただし、最近は地元政府とNGOが実施主体となる傾向が強くなっている。

さまざまなレベルでこれまでにない動きが起き、グローバルファンドやPEPFARが創設されたこともあって、一九八六年当時二億ドルにとどまっていた世界のエイズ対策資金が二〇一二年には一八九億ドルに拡大している。しかも、その半分をわずかに超える額を支出しているのは、低・中所得国だ。二〇一六年のグローバルファンド増資会合では翌年から三年間の資金として、マーク・ダイブル事務局長のリーダーシップにより、一二九億ドルの拠出誓約が得られている[19]。

他の保健問題への教訓

この何年かの間、数ある疾病のなかでも他に例がないほど、エイズが公共問題として注目を集めてきたのはどうしてなのか。この質問は母子保健、慢性疾患、精神疾患など他の保健課題への関心が高まるなかで、再び大きく取り上げられている。結核やマラリア対策がそれだけでこうした世界規模の動きを巻き起こすことはできなかったが、グローバルファンドによって新たな関心が高まり、資金を集めるという大きな利益を得ている。

政治学者のジェレミー・シフマンは世界的課題に政治がどう影響をするのかを分析するなかで、この疑問に光を当てている[20]。エイズ対策の場合は、重要な因子が事実上すべてそろっており、しかもそれらが相乗効果を発揮した。関係する人たちの力、理論的、実践的な力点の設定、統一的な戦略、それを受け入れる政治状況などだ。最近のエイズ対策の歴史は、社会が変化するにはいくつかの条件が必要なことを示している。技術的戦略および政治的戦略の両方が必要であり、問題がいかに深刻であるかを示すだけでは十分とはいえない。問題を技術的観点でしかとらえなければ、当初の範囲を超えて幅広い動きを起こす機会は少なくなる。とりわけ、保健分野の専門家や科学者にはよくあることだが、難しい言葉を並べてはいけない。政治的決断を下す人にとっては、解決策のない問題はまだ問題ではない、解決策を探せということになる。抗レトロウイルス治療こそが、エイズ問題にとってはその解決策だ。世界の主要な政治指導者にはそう思われた。急速に死者を減らすという短期的で測定可能な結果を見通すことができたからだ。

最近のエイズ対策の歴史は、社会が変化するにはいくつかの条件が必要なことを示している。技術的戦略および政治的戦略の両方が必要であり、問題がいかに深刻であるかを示すだけでは十分とはいえない。問題を技術的観点でしかとらえなければ、当初の範囲を超えて幅広い動きを起こす機会は少なくなる。とりわけ、保健分野の専門家や科学者にはよくあることだが、難しい言葉を並べてはいけない。政治的決断を下す人にとっては、解決策のない問題はまだ問題ではない、解決策を探せということになる。抗レトロウイルス治療こそが、エイズ問題にとってはその解決策だ。世界の主要な政治指導者にはそう思われた。急速に死者を減らすという短期的で測定可能な結果を見通すことができたからだ。

最後に、一つの問題を政治の最優先課題に据えられるような影響力を持つ社会運動は、「純粋な」中核グループを超えた広範な連携をつくることが多い。そうした連携には、最小限のプログラム、簡潔な目標、そしてそれを達成する組織的、政治的な戦略、それらが共有できればよい。とりわけ、既存のものでも、斬新なものでも、さまざまなレベルでリーダーシップが必要であり、力を持つものによる妨害や困難に直面しても、ひるまないことが大切だ。

流行の初期には、多くの国で政府が行動しないという事態に直面して、エイズ対策を牽引したのは、コミュニティの活動、とりわけゲイコミュニティの活動であり、多くの場合これに科学者や公衆衛生の専門家が加わった。たとえば米国やフランスでは、エイズアクティビストはいち早く研究への投資の拡大を要求し、実験的な段階でも治療へのアクセスを求めるキャンペーンを展開した。エイズは新たなかたちの世界的な社会運動を生み出していった。伝統的な公衆衛生の原則や医者と患者の関係、国や国際機関の役割、行動変容の理論などに疑問を投げかける運動を生み出した。この巨大な流行の力によって、多くの人びとは世界に対して視界を広げ、グローバリゼーションの新しい課題に取り組むよう促された。三〇年以上エイズに取り組んできたいま、肝要な問いは、この流行を終結させるのに要する何十年かにわたって、グローバルな、そしてローカルな運動を、どのように持続させるのかということだ。

注

（1）Peter Piot, *No Time to Lose: A Life in Pursuit Deadly Viruses*（New York: W. W. Norton, 2012）. ピーター・ピオット『ノー・タイム・トゥ・ルーズ——エボラとエイズと国際政治』宮田一雄・大村朋子・樽井正義訳、慶應義塾大学出版会、二〇一五年。

（2）Inge Kaul, I. Grunberg, M. A. Stern, eds.: *Global Public Goods: International Cooperation in the 21st Century.*（New York: Oxford University Press, 1999）. インゲ・カールほか編『地球公共財——グローバル時代の新しい課題』ＦＡＳＩＤ国際開発研究センター訳、日本経済新聞社、一九九九年。Inge Kaul et al., *Providing Global Public Goods: Managing Globalization*（New York: Oxford University Press, 2003）も参照。

（3）UNAIDS, Denying Entry, Stay and Residence due to HIV Status, 2009（http://files.unaids.org/en/media/unaids/contentassets/dataimport/pub/basedocument/2009/jc1738_entry_denied_en.pdf）; UNAIDS, AIDS by the Number 2016（http://www.org/sites/default/files/media_asset/AIDS-by-the-numbers-2016_en.pdf）

（4）J. M. Mann, "Society and Public Health: Crisis and Rebirth," *Western Journal of Medicine* 169（1998）: 118-121.

（5）S. Gruskin, E. J. Mills, and D. Tarantola, "History, Principles, and Practice of Health and Human Rights,"

Lancet 370 (2007): 449-445.
(6) Mahbub ul Haq, *Reflections on Human Debelopment* (New York: Oxford University Press, 1996), http://hdr.undp.org/en/humandev/.
(7) Mahbub ul Haq, http://hdr.undp.org/en/humandev/.
(8) Barry Buzan, People, States and Fear: An Agenda for International Security Studies in the Post-Cold War Era (London: Harvester Wheatsheaf, 1991).
(9) United Nations Security Council, 2000, "Resolution 1308," http:/daccess-dds-ny.un.org/doc/UNDOC/GEN/Noo/536/02/PDF/Noo53602.pdf?OpenElement.
(10) United Nations Economic and Social Council, 1995, "Paper E/1995/71," www.un.org/documents/ecosoc/docs/1995/e1995-71.htm.
(11) United Nations Economic and Social Council, 1994, "Solution 1994/24," www.unaids.org/en/mediaunaids/contentassets/dataimport/pub/externaldocument/1994/ecosoc_resolutions_establishing_unaids_en.pdf.
(12) Lindsay Knight, *UNAIDS: The First 10 Years, 1996-2006* (Geneva: UNAIDS, 2008)
(13) Noerine Kaleeba, *We Miss You All: AIDS in the Family* (Harare: Women and AIDS Support Network, 1991).
(14) https://www.gatesfoundation.org/Who-We-Are/Resources-and-Media/Annual-Reports/Annual-Report-2016
(15) Malcolm Gladwell, *The Tipping Point: How Little Things Can Make a Big Difference* (Boston: Little, Brown 2000).
(16) The Global Fund, Results Report 2017. ＦＧＦＪレポートNo.14、グローバルファンド日本委員会・日本国際交流センター、二〇一七年。

（17）UNAIDS, *Drug Access Initiative*（Geneva: UNAIDS, 1998）.

（18）PEPFAR, "Funding and Results," http//www.pepfar.gov/funding/index.htm.

（19）https://www.theglobalfund.org/en/replenishment/

（20）J. Shiffman and S. Smith, "Generation of Political Priority for Global Health Initiatives: A Framework and Case Study of Maternal Mortality," *Lancet* 370（2007）: 1370-1379.

第四章　国境を越えた新たな市民社会の運動

　ベルリンの壁崩壊と深刻な財政危機により、国家の求心力の低下はすべてに影響するテーマとなった[1]。国家はすでに、社会活動に不可欠な枠組みというわけでは必ずしもない。米国の金融機関の崩壊による経済危機は、国家は壊れやすく、国際金融システムを立て直す力を持たないことを示した。多国籍企業、国際機関、都市、地域、市民社会グループなどが社会、政治分野において大きな役割を担うようになってきている。公衆衛生の諸側面は歴史を通じて、植民地化、海洋貿易、開発援助、感染症の流行と対策などさまざまな背景から国際的な議論の対象となってきた。保健分野を扱う最初の国際機関は、感染症の流行監視のために一九世紀に創設されている。現在は主に世界保健機関（ＷＨＯ）に委ねられている。ウイルスに国境はなく、Ａ型（Ｈ１Ｎ１）インフルエンザやＳＡＲＳ（重症急性呼吸器症候群）のような最近の流行でも分かるように、流行を制御するにはさまざまな分野の関係者が協力して対応しなければならない。グローバリゼーションによって国境を越えた健康のリスクと人の移動がともに増大し、保健分野に関与する主体も増えている。喫煙による死亡や狂牛病にみられるように、国境を越えた商業的利益の追求が公衆衛生の利益を凌駕することになるかもしれない。

グローバルなエイズ対策は、そうした展開の象徴となった。とりわけ流行の初期においては、コミュニティのグループが政府以上に対策を担うことがしばしばあった。薬物使用者、男性とセックスをする男性、セックスワーカーら流行の影響を大きく受けているコミュニティとともに対策にあたる場合、とくにその傾向が強かった。高所得国では、エイズアクティビストの影響力のもとで医師、研究者、患者の関係が急速に変わっていった。HIV陽性者のほうが医師よりも情報をよく認識していることがしばしばあった。

一九八三年にデンバーで開かれたエイズ患者の第二回全国会議には、米国のHIV陽性のゲイ男性が初めて全米から集まった。彼らはこの会議で、世界的なエイズアクティビズムの出生証明ともいえるデンバー原則を発表した。犠牲者としてとらえられることを拒んで「私たちは〝ピープル・ウィズ・エイズ〟だ」と宣言し、委員会をつくって代表を選んだ。自分たちに関わるすべての決定への関与、エイズに関する会議への参加、経験の共有を求めた。自らセーファーセックスを実践することも約束した。これらの原則は一一年後の一九九四年一二月一日の世界エイズデーに、パリで開かれたエイズサミットの宣言のなかで、HIV／エイズとともに生きている人びと、HIV／エイズの影響を受けている人びとのより積極的な参画という原則（GIPA原則）として、さらに広い視野から再確認された。会議に参加した四二カ国が、効果的かつ倫理的にこの流行に対応するにはHIV陽性者の関与が不可欠なことを認めたのだ。HIV陽性者は力を合わせて、コミュニティの組織と自分たちのネットワークを強化し連携するとともに、社会的、法的、政治的な環境整備を進めるプログラムに積極的に参加していった。

アクティビストのグループは当初、ほとんどがHIV陽性のゲイ男性であり、次第に政策提言にも、研究にも、能力を獲得していった。製薬業界は新薬開発と販売のためにさまざまなグループと協力することアクティビストのグループは当初、ほとんどがＨＩＶ陽性のゲイ男性であり、次第に政策提言にも、研究にも、能力を獲得していった。製薬業界は新薬開発と販売のためにさまざまなグループと協力することを学ばなければならなかった。しかし、こうした活動や政策提言を行うグループは、そう簡単に政策決定者に受け入れられることはなかった。

を学ばなければならなかった。しかし、こうした活動や政策提言を行うグループは、そう簡単に政策決定者に受け入れられることはなかった。世界レベルでは非国家的な主体の役割が徐々に認められるようになった。ＷＨＯの世界エイズ計画（ＧＰＡ）はＮＧＯとの協力のもとに実施すべき政策を決定し、ＷＨＯとＮＧＯとの関係を築き、ＮＧＯの世界的ネットワーク形成を助けた。こうした協力関係がようやく制度化されたのは一九九五年のことで、ＵＮＡＩＤＳのプログラム調整理事会の五つの議席が、議決権はないがＮＧＯに割り当てられた。中国、キューバ、オランダなどの反対はあったが、この提案は国連経済社会理事会で承認された。さらに二〇〇二年に発足した世界エイズ・結核・マラリア対策基金（グローバルファンド）の理事会では、ＮＧＯおよび流行に影響を受けているコミュニティが議決権を持つ理事となり、すべての決定に責任を持つことになった。各国レベルでは、市民社会組織がグローバルファンドの国別調整メカニズムに入ることが必須とされている。アクティビストグループとエイズＮＧＯは世界および各国においてエイズ対策の統治システムの一翼を担い、公的資金の受け皿とはなったが、独立した批判者としての役割も維持しようと努めている。

エイズ対策における市民社会の基本的役割

一九九六年までは効果的な治療法がないなかで、エイズ対策は明らかに予防、とりわけ感染の高いリスクにさらされている人たちの予防が基本だった。リスクの高い行動を変えていくにはそうした行動をとる人たちと同じ言葉を話すコミュニティと協力していくことが不可欠だった。それが集団や文化の違いを受け入れ、マイケル・ポランニーのいう暗黙知(2)を認識する方法であり、一般的なメッセージを超えたコミュニケーションを成立させるには必要なことだった。オランダでは、状況や出来事を個人的に経験した人を起用するためにervaringsdeskundigeという新語が使われる。「経験の専門家」といった意味だ。そうした専門知を科学的なエビデンスや政策の分析と組み合わせれば、政策の策定とプログラムの実施にあたり大きな力になり得る。一九九〇年代には先進諸国のゲイコミュニティがこれを実証し、ＨＩＶの新規感染は激減した。残念なことに最近はゲイ男性のＨＩＶ新規感染のリバウンドが認められる。おそらくは抗レトロウイルス治療が普及して死亡が大きく減少したことから、油断が生じてセーファーセックスがおろそかになり、公的なＨＩＶ予防キャンペーンも減ってきているからだろう。

アクティビズムの多様性

市民社会運動とエイズアクティビズムは極めて多様であり、世界や国内のエイズ対策への参加のあり方も変化に富んでいる。何千というエイズグループはその特性や目標が重なっていたり異なっていたり、また、組織の成熟に伴って変化したりするので、分類するのは極めて困難だ。

米国では一九八二年以降、エイズアクティビズムは治療へのアクセス、研究促進、そしてエイズに関連した偏見や差別との闘いに焦点をあててきた。医療を受けられない人がたくさんいたのだ。ゲイ・メンズ・ヘルス・クライシス（GMHC）はニューヨークでゲイ男性たちによって設立された。メディアが「ゲイのがん」と報じていた頃のことだ。

たとえば、フランスではダニエル・ドフェールが一九八四年、パートナーだったミシェル・フーコーの死後、AIDES（助力者AIDEとAIDSの合成語）を創設した。フランスで最初のHIV陽性者支援組織であり、行動を起こし、サービスを提供し、陽性者に関わる政策に影響を及ぼそうとした。ニューヨークでの仲間の動きに触発され、ACT UPパリがつくられたのは一九八九年だった。彼らは派手な行動で、メディア、政治家、製薬会社を標的にした。「研究・コミュニケーション・行動・治療協会」（Arcat）のように特定の課題に特化したグループもつくられた。医師、ソーシャルワーカー、ジャーナリスト、社会学者、心理学者といった専門家およびボランティアがこれに加わった。Sidactionのように資金確保の活動に集中する団体もあった。また、ASUD（薬物使用者自律支援）のようにHIVに影響を受けているコミュニティの利益を守る国内組織もつくられた。同じように多彩なエイズ組織は、多くの国で見ることができる。

米国では一九八二年以降、エイズアクティビズムは治療へのアクセス、研究促進、そしてエイズに関連した偏見や差別との闘いに焦点をあててきた。医療を受けられない人がたくさんいたのだ。ゲイ・メンズ・ヘルス・クライシス（GMHC）はニューヨークでゲイ男性たちによって設立された。メディアが

「ゲイのがん」と報じていた頃のことだ。すぐさまボランティアが集められ、電話相談、情報提供、心理的・法的支援、偏見への抗議行動が組織された。レーガン大統領がエイズについて沈黙し続けていた時代に最もはっきりと発言するエイズ支援組織の一つだった。何人かのアクティビストがACT UPに加わるためにGMHCを去った。より激しい言動の政治行動グループで、ゲイの権利を求め、HIV関連の薬が高価格であることに抗議し、エイズ研究費の増額を求めた。このグループはたちまち国際的になり、先進諸国の大都市のゲイコミュニティで何千、何万もの人が死んでいった絶望の日々に、華々しい行動で有名になった。エイズの流行が広がるに従い、ローカルで民族性も多様な組織が数多く生まれていった。たとえば一九八四年にサンフランシスコで、マーティン・ディレーニーとHIV陽性者らが創設したプロジェクト・インフォームは何千というエイズ患者の教育と治療に特化し、米国内で有用な治療の迅速な普及を求めて、注目すべき取り組みを行った。ロサンゼルスでフィル・ウィルソンが設立した黒人エイズ研究所は、米国内でHIVの影響を誰よりも大きく受けていたアフリカ系アメリカ人のニーズに活動の焦点をあてていた。

エイズに特化した組織だけではなく、国境なき医師団（MSF）、オックスファム、CAREといった保健と開発分野のNGOも、エイズとの闘いに加わるようになった。MSFをはじめいくつかのNGOは薬の価格や知的財産権について交渉を行い、治療普及の提唱と実施に先駆的な役割を担った。宗教関連の組織も数多くエイズ対策に加わり、おもにHIV陽性者のケアや母子感染予防、エイズ遺児の支援などに取り組んだ。大企業も次第にエイズに関わるようになった。とくにアフリカの流行国で活動する企業が多かったが、サンフランシスコに本社を置くリーバイ・ストラウスのような企業もある。HIV／世界エイズ対策企業連合は一九九七年の世界経済フォーラムの際、小規模ながらも多様な企業が参加して発足した。

グラクソのCEOリチャード・サイクスが初代会長となり、ネルソン・マンデラ大統領も後援者になった。後にMTVインターナショナルのビル・ローディ会長と米国のリチャード・ホルブルック大使がHIV／エイズ・結核・マラリアに対象を広げた。

ジョージ・W・ブッシュ政権下の米国が世界のエイズ対策にリーダーシップを発揮し、これに対する議会の支持を確保するうえで、米国の福音派キリスト教会が重要な役割を果たし始めた。たとえば、ブッシュ大統領による大統領エイズ救済緊急計画（PEPFAR）創設には、カリフォルニア州にあるサドルバック教会のリック・ウォレン牧師のような福音派指導者が影響を与えていた。それと同時に、宗教関連団体はサハラ以南のアフリカで信奉者を増やし、PEPFARの実施も担っていたが、世界的に有効性が認められていた対策、とりわけ同性愛、性教育、売春に関する支援的な対策には決まって反対した。最後に、ビル・クリントンは大統領時代に果たせなかったグローバルなエイズ対策に自らの財団を通じて取り組み、とくに治療薬の価格引き下げ交渉には力を発揮した。

ブラジルではゲイ運動がエイズアクティビズムの基盤となり、他の国々とは対照的に、初期段階から政府と緊密な協力関係を結んでいた。彼らはHIV陽性者への治療の無料化と抗レトロウイルス薬の国内生産を求めた。一九八〇、九〇年代のブラジル市民社会のエイズへの対応は、二〇年に及ぶ軍事独裁の崩壊後に復活した民主化の一部とみるべきだろう[3]。それはすべての課題においてNGOが花開いた時期でもあった。一九八八年には憲法が改正されて市民社会の参加促進が保証され、保健が憲法上の権利として認められている。エイズ運動はカトリック教会の「解放の神学」グループやゲイとフェミニストの運動、その他の社会、保健改革のアクティビストらとの広範な連携に支えられた。こうした力強い運動が、一九九六年にブラジル国内で抗レトロウイルス治療のユニバーサルアクセスを保証する法律が可決される原動力の一つとなった。カナダのバンクーバーで開かれた国際エイズ会議で、デヴィッド・ホーが抗レトロウイルス治療の効果を発表してから、わずか数カ月後のことだった。このブラジルの方針は、右派から左派までの幅広い政治的合意のたまものであり、フェルナンド・エンリケ・カルドーゾ大統領およびジェネリック薬を生産するよう国内の製薬会社と交渉にあたったホセ・セラ保健大臣に支えられていた。

南アフリカでは、エイズ運動は当初、反アパルトヘイト闘争の一部だった。しかしＡＮＣ（アフリカ民族会議）政権は一九九〇年代の爆発的なＨＩＶ流行に対して、なすべき積極的な対応を行わず、それはネルソン・マンデラ政権の末期、一九九八年の世界エイズデーに大統領が国民に向けて演説を行うまで続いた。さらに二〇〇〇年に、事態は大きく動いた。政権を継いだターボ・ムベキ大統領は、ＨＩＶがエイズの原因であること、抗レトロウイルス薬に効果があることへの疑問を公言したのだ。ムベキ大統領とその政権が抗レトロウイルス治療と母子感染予防の提供を拒否したことが、これに抗する広範な連携を促した。治療行動キャンペーン（ＴＡＣ）は、反アパルトヘイト運動のアクティビストであったＨＩＶ陽性のゲイ

南アフリカでは、エイズ運動は当初、反アパルトヘイト闘争の一部だった。しかしANC（アフリカ民族会議）政権は一九九〇年代の爆発的なHIV流行に対して、なすべき積極的な対応を行わず、それはネルソン・マンデラ政権の末期、一九九八年の世界エイズデーに大統領が国民に向けて演説を行うまで続いた。さらに二〇〇〇年に、事態は大きく動いた。政権を継いだターボ・ムベキ大統領は、HIVがエイズの原因であること、抗レトロウイルス薬に効果があることへの疑問を公言したのだ。

男性、ザッキー・アハマットとその友人たちによって一九九八年に設立され、何万という活動的なメンバーに支えられて巨大な運動になった。科学者、労働組合、共産党、教会、そしていくつかの鉱山会社も含む前代未聞の連携だった。こうした運動が世界に知られたのは、国内でジェネリック薬製造を認める政府権限［強制実施権］を違法として、大手製薬企業三九社がマンデラ大統領の政府を訴えたからだった。

ＴＡＣは三つの大きな行動戦略を持っていた。広範な連携、街頭行動、国に対する法廷闘争だ。最後の一つは、他の多くのアフリカ諸国ではともかく、南アフリカでは可能な戦略だった(4)。ＴＡＣのエイズ法律プロジェクトによる提訴を受けて、憲法裁判所は政府に対し、ＨＩＶ母子感染予防のために抗レトロウイルス薬のネビラピンを提供するよう命じた。ＨＩＶケアをしないことは、憲法に規定された妊婦およびその子供の権利を侵害すると判決は認定している。フルコナゾルはＨＩＶ陽性者がかかる致死的な真菌感染症に対する薬だが、アハマットはまた、政府がそのジェネリック薬の輸入を拒否していることに対抗し、タイから何千錠ものフルコナゾルを南アフリカでの一千分の一の価格で輸入した。ＴＡＣは国際ＮＧＯとも連携した。なかでもＭＳＦはケープタウン近郊のタウンシップで抗レトロウイルス治療を始めていた。

こうした運動はこれまで見事な成果を収めてきたが、ＨＩＶおよび政治をめぐる環境が大きく変化している現状では、自らの存在理由と運営のモデルを模索する時期に入っている。ある意味でそれは成功に伴う犠牲ともいえる。南アではジェイコブ・ズマ大統領の時代に治療の提供が大規模に進められ、現在は世界で最も多くのＨＩＶ陽性者が抗レトロウイルス治療を受けている。しかし、一方で国際的な資金提供機関は南アフリカのエイズＮＧＯに対する支援を打ち切るか、あるいは縮小する傾向にある。人びとの生存にも関わりかねないこうした危機は、いかなる自発的な社会運動の過程でも、必ず直面するものなのかもしれない。

ウガンダは長期にわたる内戦状態を脱したばかりで、市民社会が国家建設に大きく関わっていた。HIV陽性者とその周囲の人たち一五人が一九八七年に創設したエイズ支援組織（TASO）は、アフリカで最初のコミュニティを基盤にした支援組織だった。初代指導者のノエリン・カリーバはカリスマ的な存在の女性で、夫はエイズにより死亡している。彼女はHIV陽性者《ポジティブ》を受け身の犠牲者ととらえるのではなく、ウイルスとともに「積極的に生きる《ポジティブ》」という発想を初めて提起した。大惨事を積極的なコミュニティ開発へと転換した偉大な事例であり、TASOはこの業績によって一九九五年に国際ボードワン国王開発賞を受賞した。発足から数年のうちにTASOの活動はウガンダ全土に広がった。カリーバの後継者のアレックス・コーティニョはTASOを専門家が運営する大規模組織に育て、ウガンダの何万という人たちに、治療とカウンセリング、そして心理的、経済的な支援を提供した。南アフリカのTACと比べると、政治的な色彩は薄かった。ウガンダのエイズをめぐる状況は南アフリカほど対立的でなかったからだが、法的規制がより厳しかったためでもある。

タイでは一九九〇年代の初めに、政府が断固たるエイズ対策を導入した。それを最初に牽引したのは、家族計画分野の出身でコミュニケーションの達人であるミチャイ・ウィラワイタヤ上院議員だった。タイ赤十字が強く支援し、人口と地域開発協会（PDA）などいくつかの開発NGOも加わった。保健省の「一〇〇％コンドームキャンペーン」はHIVの新規感染を大きく減らすことに成功した。

タイ政府は当初、ユニバーサル・ヘルス・カバレッジ［誰もが受けられる医療］に抗レトロウイルス治療を含めていなかったが、HIV陽性者のコミュニティネットワークの活動により(5)、二〇〇四年までの約一〇年間で抗レトロウイルス治療の普及が大きく進んだ。ほぼ同時期にタイの大手ジェネリック製薬会社は、月に六〇〇ドルだった抗レトロウイルス治療の第一選択薬を四〇ドルで売り出すようになった。この大幅な価格削減により、アクティビストは政府の保健政策担当者や政治指導者と接点を持てるようになり、治療を必要とするすべての人に広範に治療を提供することの意義を費用対効果の面から説得できるようになった。しかし、男性とセックスをする男性、および注射薬物使用者の間でのＨＩＶ感染は増加を続けており、これには市民社会と政府による一層の対応が求められるが、不十分なままにとどまっている。

社会活動が多様なのは、社会の諸条件が大きく異なっているからでもある。たとえば、ロシアの抑圧的な雰囲気のなかで薬物使用者のハームリダクションを進めること、あるいは同性愛嫌悪の雰囲気が強いアフリカやカリブ地域で男性同性愛者の支援グループを組織することが、異性愛者のトラック運転手を対象にしたＨＩＶ予防プログラムやＨＩＶ母子感染防止策に比べ、はるかに困難なことは検証しなくても分かることだ。

エイズとグローバリゼーション

歴史的に見ると、エイズが登場したのは、国境を越えた結びつきが大きく広がり、グローバリゼーションによって経済、文化、政治が新たな段階に入っていく時期だった。市民社会がグローバリゼーションに対応しようとし、アルジュン・アパデュライが「草の根グローバリゼーション」と呼んだ運動が出てきた時期でもあった(6)。それは矛盾を抱えた運動だった。たとえば、世界社会フォーラムは、反グローバリゼーションの抗議行動だが、同時に世界がグローバル化されていることを示す機会ともなった。グローバルな現象を引き起こす諸要因と錯綜する大きな利害や関心があれば、それらを効果的に表現して人びとを動員する機会が、新しいコミュニケーション技術とソーシャルネットワーキングによって創出された。運動やアクティビストのネットワークのなかには多国籍企業と同じように世界的な広がりを持つものもあった。その意味で、エイズ運動は新たなタイプの国境を超えた市民社会の運動を示す最初の見本だったのかもしれない。明確なリーダーやプログラムが存在しなくても、社会正義に動かされ、現代のコミュニケーションツールのおかげで、世界が同時に極めて機敏に行動する運動だ。公的な性格を持つグローバルおよびローカルなネットワークについてはこの後、いくつか検討するが、エイズ運動の多くは公式に組織されたものではないし、もちろんヒエラルキーもなかった。

世界HIV陽性者ネットワーク（GNP＋）は一九八六年に発足した。WHOがエイズ特別プログラムをつくろうとしていた頃で、HIV陽性の看護師だったディートマー・ボールは、陽性者を励まし、互いの経験を共有する手段を求めていた。発足当時から一九九二年までのGNP＋の主要な活動は、HIV陽性者を勇気づけるための世界的な討論の場を提供する国際会議を開くことであり、そこでは経験の共有を通して自覚が高められ、能力強化と意思疎通がはかられた。現在のGNP＋は地域および各国で自律した活動を行うHIV陽性者ネットワークの連合体となっている。後に国際HIV陽性女性コミュニティ（ICW）が創設されたが、それは多くの陽性の女性に対する支援の不足に対応するためだった。女性が陽性者の過半を占めるサハラ以南のアフリカのような社会においても、女性への支援は欠けていた。一九九一年には、国際エイズ・サービス組織評議会（ICASO）が発足し、世界各地の多数の活動グループがつながりを持てるようになった。各地域の事務局、協議、選挙といった活動を通じて、ICASOは大きなネットワークとなり、国際エイズ会議や地域エイズ会議の運営にも関わっている。リチャード・ブルジンスキーの指導力によりグローバルファンドの創設および運営にも大きな役割を担ってきた。アフリカ女性エイズ協会（SWAA）は、アフリカの女性たちが一九八八年、エイズに対する関心を高め、HIVに直面する家族を支援するためにジンバブエのハラレで設立された。アフリカ三三カ国に協会があり、そのうちいくつかは非常に活発に活動している。アジア太平洋地域では二〇〇一年からセブン・シスターズが活動している。エイズの流行に極めて大きな影響を受けている集団、つまり男性とセックスをする男性、セックスワーカー、薬物使用者、移住労働者などの集団を代表する七つのネットワーク組織の連合体だ。各ネットワーク組織は、社会的に弱い立場の人たちを支援するプログラムについて豊かな経験を持ち、互いのニーズに対応するために知識を共有し、プロジェクトを組み立て、資金を獲得している。

一九八八年にストックホルムで開かれた第四回国際エイズ会議では、エイズ分野で働く医師その他の専門家が、国際エイズ学会(IAS)を創設した。数千人の会員を有する団体だ(私は一九九二年から九四年まで理事長を務めた)。IASはエイズ分野の巨大会議である国際エイズ会議を主催している。当初は毎年、一九九四年からは隔年の開催となっている。第一回は一九八五年にアトランタで開かれ、参加者は約二千人だった。ほとんどがアメリカ人だった。二〇一二年の第一九回ワシントン会議は二万人を優に超える参加があり、エイズ「産業」の拡大が示された。高い地位にある政治家や他分野の指導者がしばしば会議に参加し、メディアにも大きく取り上げられる。国際エイズ会議は、エイズと闘う多様な人びとが一堂に会する機会になっている。一方で、もっとテーマを絞った会議、地域別の会議、各国の国内会議も開かれており、会議が多過ぎるきらいがなくもない。アフリカの医学者らは、アフリカ・エイズ学会(SAA)を結成し、アジアではアジア太平洋エイズ学会(ASAP)が組織された。こうした地域規模の組織は、世界的なネットワークと同じぐらい重要だ。

世界エイズデーは一九八八年以降、世界中で人びとを動かす力を目に見えるかたちで示しており、小さな町でも世界エイズデーのスローガンにいつでも接することができる。これを組織している世界エイズキャンペーン（WAC）は国内、地域、世界で活動する市民社会グループの連合体であり、「ストップ・エイズ、キープ・ザ・プロミス」というスローガンでも示されているように、政府に対しエイズに関する国際的合意を確実に果たすよう結束して訴えてきた。世界エイズデーはまた、社会やメディアがエイズの流行の重大性に少なくとも年に一度は注意を払うよう求めてきた。世界エイズデー直前には、UNAIDSが世界の流行の現状と対策の進捗状況について最新報告書を広く発表している。

国境を越えた市民社会運動の出現

地方、国内、国際におけるエイズ運動の多彩なパッチワークが組み合わされて世界規模のエイズ運動が形成され、「国境を超えた市民社会」の運動の典型となった。それぞれの運動には、その影響力の大きさを解き明かしてくれるような、いくつかの共通する特徴がある。

（一）**高い柔軟性とほぼリアルタイムのコミュニケーション**……関係のある人びとに対象を絞り、問題に関わっている実感を共有する。Eメールやテキスト、ツイッター、フェイスブックといったソーシャルネットワークで短いメッセージを素早く流せることがこの動きを促進している。

（二）**社会正義**……各国や世界における社会正義を強調し、人権を擁護する。

（三）**影響力の行使**……政策や社会制度に働きかけて運動の目標を実現する。たとえばネパールの「ブルーダイアモンド」は法律、さらには憲法の改正を求め、さまざまな性的指向を持つ人の権利が明記された。セネガルでは二〇〇九年、エイズグループとUNAIDSによる国際的な抗議を受けて九人の同性愛男性に対する懲役八年の判決が控訴審で覆された。

（四）**政府の説明責任**……財政的、政治的誓約に対する政府の説明責任を追及し、署名された宣言や合意について、政治家や組織に履行を求める。

（五）法廷闘争……主に中南米（ブラジル、ベネズエラ）や南アフリカのように憲法で健康の権利に言及している国々で行われている。

（六）公開行動とデモ……TAC、ACT UPなどが実践。

（七）非公式な交渉……地元の指導者たちと、世界の指導者や公的な統治機関を交えずに交渉する。

（八）さまざまな関係者との連携。

（九）国際と国内の政治舞台への参加……国連総会や国際エイズ会議などの場で、自分たちの存在を明示し、取り組むべき要請を掲げる。

（一〇）積極的なメディア戦略。

差別解消や二〇〇〇年以降の抗レトロウイルス治療へのユニバーサルアクセスといったテーマは、世界のエイズに関する政策提言グループが最も真剣に取り組んだテーマだった。こうしたグループの圧力が、二〇〇三年に発表されたWHOとUNAIDSの「3 by 5構想」（二〇〇五年までにHIV陽性者三〇〇万人に治療のアクセスを確保する計画）などにみられるように、治療の普及を世界的な課題とすることに大きく貢献した。しかし、米国のアクティビストが世界の活動に積極的に加わるようになるまでには、二〇年近くかかった。主要な関心が米国内で治療のアクセスを確保することにあったからだ。グローバルファンドに十分な拠出をすることも、世界のエイズ運動をまとめ上げるキャンペーンとなり、富裕国が世界のエイズ対策に貢献する指標と見なされるようになった。各国政府は、アフリカ諸国の国家元首による二〇〇一年のアブジャ宣言、国連エイズ特別総会のコミットメント宣言、およびそれを補足するその後の宣言に署名するたびに、自分たちがした誓約を思い起こすこととなった。

(7)

グローバル・ガバナンスへの関与

エイズ運動はしばしば政府や諸機関の決定に影響力を行使してきた。ＮＧＯや市民社会の代表が外交の専門家となり、問題によっては政府の公式代表よりしっかり準備をしていることもあった。Ｇ８サミット、ＷＨＯ世界保健総会、国連総会などではロビー活動を展開した。各国の大統領や首相が立ったのと同じあの有名な国連総会議場の演壇からＨＩＶ陽性のゲイ男性やセックスワーカーが演説を行うなどということを、その一五年前に誰が想像できただろうか。ＵＮＡＩＤＳ、グローバルファンド、各国の国家エイズ委員会、科学委員会、エイズ会議などにはいまや、市民社会代表がしっかりと加わっている。普通は発言の機会がない人びとが、国の最も高いレベルの決定機構に関わることもある。たとえば二〇〇〇年にアディスアベバで開かれた第一回ＨＩＶ陽性者会議ではエチオピアの大統領やエチオピア・コプト教会の総主教とも会見している。こうした機会は単に象徴的な意味しか持たないこともあるが、その経験によって次第に本物になってくるかもしれないのだ。セックスワーカーや男性とセックスをする男性、薬物使用者のような、排除され、違法とされることもある人びとに発言の場を提供することで、民主主義の新たなかたちがつくられた。しかし、権力にしがみつこうとする政府担当者や医師の間では、市民社会のそうした参加に対し根強い抵抗もある。ＨＩＶ陽性者の参加がより効果的な対策につながるかどうかはまだ、今後の推移をみて判断しなければならない。それでも、エイズ対策の実施とその予算を監視し評価することが以前より重視されるようになったとすれば、そうした変化を促す一因は市民社会の圧力だった。

伝統的な大手の人道援助ＮＧＯと比べると、こうした新たなタイプの市民社会運動は一つの課題を志向し、何人かを中心に緩やかな組織をつくる傾向がある。こうした非公式なネットワークは常に変化する性質があり、改革を求めることも、過激な手段に訴えることもある。自己決定とコミュニティの強化、つまり状況を分析し、問題を見極め、解決する能力の向上を重視する傾向も強い(8)。迅速な対応と新たな解決策を提案する能力が身上の一つだろう。一方で、新たに登場するアクティビスト集団は組織としてのもろさを抱えていることが多く、リーダーを失えば崩壊してしまうこともある。多くの組織が長続きせず、行動範囲も限られ、資金が不十分なこともあって管理能力に乏しく、代表の選出に透明性を欠いている。生まれたばかりの星雲なので、長い目で見てどうなってゆくのか、どのような力を持つのかは、まだ定かではない。注目すべきは国内と世界の統治機構やグローバルな市民社会運動、国際保健などの新たなかたちが生まれていることだ。

国民国家の主権尊重、国家間の立場の平等、条約の順守、内政不干渉といった原則により、国際関係はいまなお、一六四八年のウェストファリア条約を基盤としている。エイズの流行はこうした原則からの逸脱を促すものではあったが、いうまでもなく国際関係のルールを変えるには至っていない。しかし、エイズの場合、人道的活動や公衆衛生の活動が国の外からの力によってつくられたのではないが、それに促され、政府の意思に反して形成されてはいる。南アフリカやロシアがそうだった。私たちは新たな時代に入っており、そこでは貿易、金融、健康リスク、情報などのグローバリゼーションだけでなく、倫理的な理念のグローバリゼーションも国際関係に影響を与えているように思われる。持続性および公平性の観点から国家は依然として政治の重要な主体ではある。しかし、特定の世界的課題については、もはや唯一の政治的中心ではなく、異なる力を持ったいくつかの国内および国際的ネットワークの重要な中心の一つにとどまる。そうしたネットワークの一翼を、市民社会はいまや確実に担っている。世界的なエイズ運動は特徴的な性格を有しているが、その特徴は他に例がないというわけではない。環境運動では国連気候変動サミットに見られるように市民社会やアクティビストが象徴的、あるいは効果的に参加しているという意味で非常に似ている。市民社会グループ、とりわけＨＩＶ陽性者のグループによる活動は世界的なエイズ対策に成果をもたらした主要な要素の一つとなった。こうした活動がなければ二〇一七年の時点で二千万人を超えるＨＩＶ陽性者が抗レトロウイルス治療を受け生存しているという事態はありえなかっただろう。

注

（1）Social Watch Report 2010, *Time for a New Deal after the Fall*（Montevideo: Social Watch, 2010）.

（2）Michael Polanyi, *The Tactic Dimension*（London: Routledge and Kagan Paul, 1966）. Ｍ・マイケル・ポランニー『暗黙知の次元――言語から非言語』佐藤敬三訳、紀伊國屋書店、一九八〇年／高橋勇夫訳、ちくま学芸文庫、二〇〇三年。

（3）R. G. Parker, "Civil Society, Political Mobilization, and the Impact of HIV Scale-Up on Health System in Brazil," *Journal of Acquired Immune Deficiency Syndromes* 52（209）: suppl. 1, S49-51.

（4）M. Heywood, " South Africa's Treatment Action Campaign: Combining Law and Social Mobilization to Realize the Right to Health," *Journal of Human Rights Practice* 1（2009）: 13-36.

（5）S. Tantivess and G. Walt, "The Role of State and Non-State Actors in the Policy Process: The Contribution of Policy Networks to the Scale-Up of Antiretroviral Therapy in Thailand," *Health Policy and Planning* 23（2008）: 328-338.

（6）A. Appadurai, "Grassroots Glibalizaion and the Research Imagination," *Public Culture* 12（2000）: 1-19.

（7）Françoise Héritier, "Les Matrices de l'Intolérance et de la Violence," in *De la Violence II: Séminaire de Françoise Héritier*, ed F. Héritier（Paris: Odile Jacob, 1999）.

（8）E. H. McWhirter, "Empowerment in Counseling," *Journal of Counseling and Development* 69（1991）: 222-227.

第五章　治療を受ける権利

エイズの流行が始まった当時から、完治には至らないものの効果のある治療法を見つけることは、対策の最優先事項だった。ＨＩＶに感染した人は一〇年以内にほぼ一〇〇%が死に至るとされていたからだ。忘れてはならないのは、一九八〇年代初頭の段階でウイルスに対する治療薬として承認されていた薬は、単純ヘルペス治療のアシクロビルと、一部でインフルエンザ治療用のアマンタジンしかなかったということだ。効果的なＨＩＶ治療薬の開発のために、公的にも民間からも、莫大な資金が投入された。迅速に取り組み、うまく調整して対応すれば、具体的な成果につながることを示す良い例だろう。ＨＩＶワクチンの開発には残念ながら、まだ成功はしていない。しかし抗レトロウイルス薬の発見により、私たちはウイルス感染症を治療する時代に入った。ＨＩＶ研究の大きな副産物として、C型肝炎を治癒する薬も開発されている。抗生物質の時代を切り開いたペニシリンの発見に匹敵するブレイクスルーを果たしたといっても誇張にはならないだろう。実際にそれは、エイズがもたらしたいくつもの利益の一つなのだ。治療法がなかったことは、とくにアフリカでは大惨事をもたらした。平均余命は一九九〇年から九五年にかけてアフリカ大陸全域で伸びが止まってしまった。たとえば南アフリカでは一九九一年に六一歳だったのが、二〇〇六年には五〇歳まで後退している。これは一九六〇年代のレベルだ。

エイズ治療前史

一九九六年以前には、効果のない治療法が数多く提案された。たとえばフランスの研究者は一九八四年に、エイズ患者にシクロスポリン［免疫抑制剤］を試し、エイズの治療法を見つけたと発表している。だが患者はその後、間もなくして亡くなった。激しい国際競争のなかで、この実験は患者のインフォームド・コンセントも国の倫理委員会の承認も得ずに行われていた。

エイズは疑似科学やインチキ医学、「代替」医療の爆発を引き起こした。有効な治療法がないなかで、絶望的になった患者たちがすがろうとしたからだ。希望を売ろうとする商人が恥知らずにも扱っていた何百という物質のうち、いくつかは誤った医療としての悪名を獲得した。ザイールのジリムワガバボ・ルアフマ博士は一九八七年、MM1（モブツ・ムバラク一号）がエイズを治したと発表した。ただし、通常の臨床試験では一度も効果は証明されなかった。研究にはアフリカ開発銀行とモブツ大統領が資金を出して

> エイズは疑似科学やインチキ医学、「代替」医療の爆発を引き起こした。有効な治療法がないなかで、絶望的になった患者たちがすがろうとしたからだ。希望を売ろうとする商人が恥知らずにも扱っていた何百という物質のうち、いくつかは誤った医療としての悪名を獲得した。

HAARTは何百万というHIV陽性者の生命を救い、エイズおよびその流行に対する世界の見方を根本的に変えることになった。HIV感染はもはや死の宣告ではなく、いつか流行の終わる日が来ることへの希望も生まれた。

いた。数年後には、ケムロンという新薬がケニアのチームによって開発されたという発表があった。実はテキサスで製造されたもので、詐欺であることが分かるまでの間、アフリカ系アメリカ人をはじめ多くの人がこの薬に期待した。ヨーロッパでは、胸腺から摘出された成分による治療が提案されていた。南アフリカでは、抗レトロウイルス治療の効果が証明された後でも、保健大臣のマント・ツァバララ－ムシマングがエイズの発症を抑える方法としてニンニク、オリーブ油、サツマイモ、野菜などを推奨し、HIVの母子感染予防にネビラピンを使うことには強く反対していた。彼女はドイツの起業家、マティアス・ラートによるHIV治療用ビタミンの販売も支援していた。マダガスカルでは、二〇〇〇年にザラナイナ・クリスチャンがエイズ治療法を発見したと主張した。単純な消毒剤を承認なしに試みていたのだ。二〇〇七年一月にはガンビアのヤヒヤ・ジャメ大統領が薬用植物を使ったエイズ完治療法を発見したと主張した。ただし、患者への効果が科学的に証明されることはついになかった。このように抗レトロウイルス治療が到来した後でも、インチキは世界中にはびこり、貪欲やエイズの原因に対する誤った信念によって広げられていった。

デヴィッド・ホー、スコット・ハマー、ロイ・ガリックらの研究グループが一九九六年七月、カナダのバンクーバーで開かれた第一一回国際エイズ会議で、三剤併用による高活性抗レトロウイルス治療（HA

ＡＲＴ）の効果について発表したことが本当の転換点になった[1]。ＨＡＡＲＴは何百万というＨＩＶ陽性者の生命を救い、エイズおよびその流行に対する世界の見方を根本的に変えることになった。ＨＩＶ感染はもはや死の宣告ではなく、いつか流行の終わる日が来ることへの希望も生まれた。それ以来、三〇種類以上の抗レトロウイルス薬が承認されている。初期の抗レトロウイルス治療は患者にとって非常に複雑なものだった。いくつもの薬を複雑な服用法で、決められた時刻表通りにきちんと飲み続けなければならない。今日では服用法ははるかに簡潔になり、三剤を組み合わせた錠剤を一日一錠飲めばいいという状態も可能なところに来ている。

それでも、現行の抗レトロウイルス治療では完治することはできない。真の完治とは、体内から完全にＨＩＶが消えることだが、一方で「機能的」完治という考え方もある。身体のさまざまな細胞のなかにウイルスが潜伏していても、そのウイルスを制御できている状態ということだ[2]。こうした細胞は、治療が中断したり、感染から治療開始までの時間が長かったりすると、再活性化したウイルスを供給する可能性を持ち続けている。ＨＩＶが体内から排除され、完治したと考えられる人は世界でも数えるほどしかいない。

一九九六年から二〇〇〇年へ：治療が受けられない人びと

一九九六年九月以降、米国、西欧、および他の高所得国では抗レトロウイルス治療が受けられるようになった。バンクーバーの発表の六カ月後にはブラジル政府が抗レトロウイルス治療の提供を必要とする国民全員に無料で開始した。この政治的決断はアクティビストとゲイコミュニティからのプレッシャーを受けてなされたものだが、健康を国民の基本的権利と見なす新憲法に沿うものでもあった。一九九七年時点でブラジルではすでに三万六千人が抗レトロウイルス治療を受けていたが、二〇〇三年にはそれがブラジルのHIV陽性者六〇万人中一二万八千人にまで拡大していた。ラテンアメリカの数カ国がブラジルに続いた。こうした政策の影響はエイズ関連の死亡者数の目覚ましい減少として直接、把握することができた。

しかし他の途上国、とりわけサハラ以南のアフリカ諸国では、抗レトロウイルス治療を受けられるHIV陽性者は極めて少数であり、何百万もの人が依然、治療を受けることをまったく期待できないままに亡くなっていった。

サハラ以南アフリカでも抗レトロウイルス治療が可能なことを実証する

一九九七年九月にUNAIDSは、HIV治療薬アクセス構想をスタートさせた。資源が限られた状況でも抗レトロウイルス治療は実施可能だと示すことが主目的だが、同時に治療薬の価格の引き下げが初めて試みられた。こうした治療の実施可能性に高い関心を示していたチリ、ウガンダ、コートジボワール、ベトナムで実証実験プロジェクトを行うことになった。かなりの数の公衆衛生や国際開発分野の専門家が、実施の可能性は低く、しかも費用がかかり過ぎるとして反対していた。チリでは一年間、保健省の公式な政策としてプロジェクトが採用された。しかしベトナムでは、セックスワーカーと薬物使用者が再教育施設に送られている状態で、HIV陽性者に対する差別が治療へのアクセスを妨げる厚い壁になった。結果として、治療薬アクセス構想のプロジェクトはスタートできず、あとから見ると、不幸な実施国の選択だった。

ウガンダの統合医学研究センターの精力的な研究者であるピーター・ムギエニは、サハラ以南のアフリカで最初に抗レトロウイルス治療を始め、後にはインドからジェネリック薬を導入する際のパイオニアになった。エイズによる死者は増え続けているのに、政府の医薬品担当部局は、特許で守られている抗レトロウイルス薬のジェネリックをインドから輸入することに及び腰だった。そうした絶望的な状況のなかで、彼は二〇〇〇年にインド製抗レトロウイルス薬の個人輸入を始めた。[3] UNAIDSから独立に行われた評価では、ウガンダでもコートジボワールでもプログラムは成功し、患者の服薬順守率は見事だった。しかし私たちの現実の能力は、需要にははるかに及ばなかった。プログラムの恩恵を受けられる人は当初四千人にとどまり、医師たちは胸の痛む選択をしなければならなかった。これらのサハラ以南のアフリカで最初の抗レトロウイルス治療プログラムは、コンゴ共和国ではフランス赤十字に引き継がれた。治療薬アクセス構想は、資源の乏しい国でも抗レトロウイルス治療は可能であることを示す、という主要な目標を達成し、結果としてＨＩＶ治療の普及は不可能とする論拠は退けられた。構想の成果として抗レトロウイルス薬の価格は、患者一人あたり年間一万二千ドルだったのが、低所得国では六千ドルにまで引き下げられたが、ほとんどの政府、個人にとってはまだ、高価過ぎて手が出せなかった。それでも戦略的に見れば、特許で守られている抗レトロウイルス薬に、タブーを破って差別価格を設定したことは、重要な成果だろう。

国境なき医師団（ＭＳＦ）は一九九九年、ノーベル平和賞受賞をきっかけに必須医薬品キャンペーンを開始した。特許のために多くの治療薬の価格があまりに高額に保たれて貧困国では使えない、新薬が患者の手に届くのが大幅に遅れる、というのがＭＳＦの主張だった。この組織は、とりわけグローバルファンドとＰＥＰＦＡＲの資金によりアフリカで大規模な治療普及が可能になるまでは、数カ国で先駆的な役割を果たしてきた。一九九七年にはカンボジア、カメルーン、ケニア、南アフリカ、タイで治療計画を開始このような具体的な成果はあったものの、途上国の圧倒的多数の患者は治療を受けられないままだった。HIVはとどまることなく世界中で広がり続けているように思われた。抗レトロウイルス薬で防げたはずの患者の死亡と新生児の感染が続いていた。こうした状態を招いた大きな理由は政治の意思の不在であり、流行国における指導者による否認であり、資金の不足だった。

した。ただし、資金の制約のため、規模は限られていた。またボストンのNPOであるパートナーズ・イン・ヘルスは二〇〇一年、ハイチですでに実施していたプライマリーケアと結核のプログラムを活用し、抗レトロウイルス治療を導入した。

このような具体的な成果はあったものの、途上国の圧倒的多数の患者は治療を受けられないままだった。HIVはとどまることなく世界中で広がり続けているように思われた。抗レトロウイルス薬で防げたはずの患者の死亡と新生児の感染が続いていた。こうした状態を招いた大きな理由は政治の意思の不在であり、流行国における指導者による否認であり、資金の不足だった。世界が政治の不作為に支配されるなかで、フランスのジャック・シラク大統領が一九九七年一二月にアビジャンで行った呼びかけは、数少ない例外だった。ただし、大統領の演説の後でもフランス政府は資金を出さなかったし、ルクセンブルクを除けば他の国の政府も同じだった。このため、ベルナール・クシュネルの国際治療連帯基金も資金不足で、アフリカ五カ国の限定的な成果を示すことしかできなかった。HIVが爆発的に拡大しているこの局面で、高額で長期間継続する患者の治療費を負担するつもりは、富裕国にはまだなかった。

最初の価格引き下げ

一九九八年にはアジドチミジン（AZT）製造者のグラクソ・ウエルカムを含む大手製薬企業二九社が南アフリカを相手取って訴訟を起こした。南ア政府が低価格でジェネリック薬を輸入し、治療薬の価格を抑える方針を明らかにしたからだ。こうした方針はアパルトヘイト体制下では非合法とされていたが、一九九七年には新たな法律を制定し、できるだけ多くの患者が必要な薬を使えるようにするために、ジェネリック薬を平行輸入する大幅な権限を保健大臣に認めた。製薬企業はこの法律が世界貿易機関（WTO）の「知的財産権の貿易関連の側面に関する協定」（TRIPS協定）に違反し、南アフリカ憲法にも反していると主張した。アパルトヘイト体制崩壊後、ネルソン・マンデラ大統領が率いる最初の政権が国民に低価格の治療薬を提供しようとしているときに、それを訴えるなどということがいかに愚かな考えであるかは、コミュニケーションや政治の達人でなくとも分かるはずだ。こうした行動が、製薬業界に対する国際的な一大批判キャンペーンを呼び起こすことは火を見るよりも明らかだった。しかし、欧州連合と米国のクリントン政権は、製薬業界を支持した。この誤りは、のちに大統領選に立候補したアル・ゴア副大統領を苦しませることにもなった。米国はブラジルのジェネリック薬使用に対しても二〇〇一年にWTOで同様の反対をしたが、その苦情申し立ては結局、取り下げられることになった。

治療行動キャンペーン（TAC）は一九九七年、エイズ関連の日和見感染症治療薬の一つフルコナゾルがタイでは一カプセル二五セントで売られていることを知ったが、南アフリカではその六〇倍も高かった。TACはタイのジェネリック薬を非合法で輸入し、製薬企業が起こした訴訟に対する抗議の先頭に立った。

製薬企業にとっては皮肉にも、安価なジェネリック薬の使用拡大を阻止するための協調行動によって、途上国における薬の価格や知的財産権が治療へのアクセスに及ぼす影響に、世界の関心が喚起されることになってしまった。ACT UP、オックスファム、MSFといった組織、そして国連事務総長やUNAIDSなどの抗議の声に支えられた南アフリカの政府と市民社会の強い抵抗を受けて、製薬企業は二〇〇一年、実質的に訴訟を取り下げた。

一九九九年と二〇〇〇年に最初のジェネリック抗レトロウイルス薬が世界市場に登場した。主にインドのシプラやランバクシーといった企業が製造したものだ。インド製薬企業のこうした動きは、新興経済国であるインドの世界市場参入の一端を示すものだった。こうして、ジェネリック薬が加わることで特許に守られた薬との価格競争が起こり、低所得国、とりわけサハラ以南のアフリカの国々における治療へのアクセスが、根本的に変えられることになった。

二〇〇〇年から二〇〇一年へ：転換点

低・中所得国における抗レトロウイルス治療へのアクセスは二〇〇〇～〇一年当時、とりわけ資金拠出国においては、政治的に受け入れられていたわけではなかった。それでも価格の大幅な引き下げと感染症に特化した資金調達メカニズムの両面で、大きな進展がこの時期になされている。たとえば二〇〇〇年一月には国連安全保障理事会でアフリカのエイズをテーマにした歴史的な会合が開かれている。さらに、その直後にダボスで開催された世界経済フォーラムでは、WHOのグロ・ハーレム・ブルントラント事務局長と私が製薬企業CEOと会談し、途上国における抗レトロウイルス薬の価格引き下げを説得した。成果

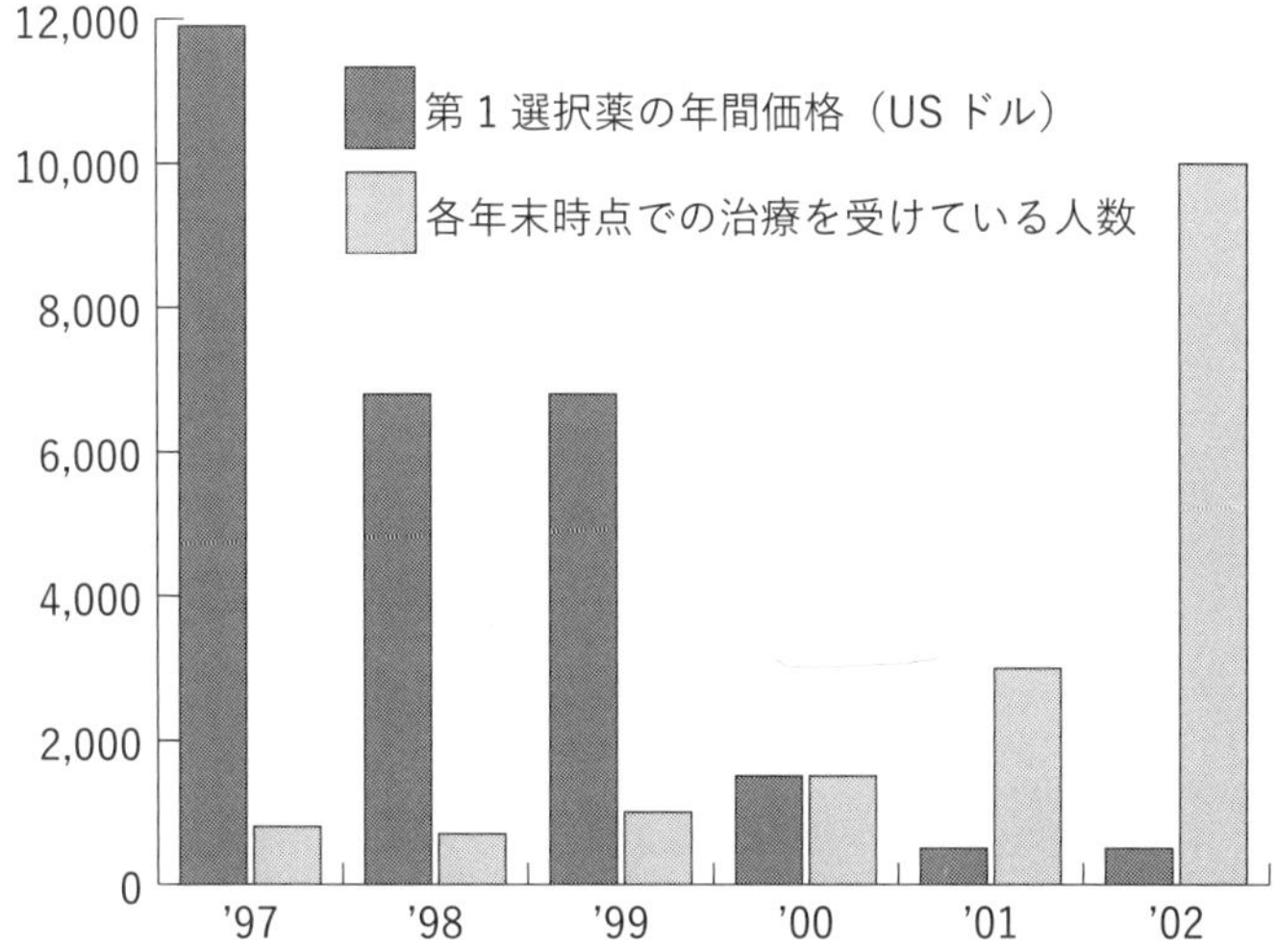

図５−１　ウガンダの抗レトロウイルス薬（ARV）の価格と治療を受けている患者数の推移（1997 年〜2002 年）

はなさそうに見えたが、数カ月後には五つの会社が、ＵＮＡＩＤＳとＷＨＯによるアクセス促進構想の一環として、低所得国の抗レトロウイルス薬の価格を下げることに同意している。この結果、特許で守られている抗レトロウイルス薬の価格が一人あたり年間一、五〇〇ドルに下がった。国連もコフィ・アナン事務総長を通じて大手製薬企業との価格交渉に初めて乗り出していった。ウガンダにおける大幅な価格の低下とそれに対応して治療を受けられる人の増加の推移は、図５−１に示した通りである。だが、こうした成果をもってしても、ほとんどの低所得国、とりわけアフリカ諸国の人たちにとって、薬の価格があまりにも高過ぎることには依然、変わりがなかった。

薬の価格は依然として高く、資金も不足していたことから、アクセス促進構想の直接的な成果には限界があり、さまざまな批判も出ていた。出る釘は打たれるといわれるが、合意は不十分でジェネリック薬が排除されていると主張するエイズアクティビストからも、相談がなかったと怒る南アフリカなどアフリカ諸国の保健大臣たちからも、冷淡な反応が返ってきた。アフリカの保健大臣の圧倒的多数は、セネガルやウガンダ、ボツワナ、ルワンダを除き、自国に抗レトロウイルス薬を導入することに反対していたのだ。

そうしたなかで、二〇〇〇年に南アフリカのダーバンで開かれた第一三回国際エイズ会議は、HIV治療へのアクセスが何としても必要なことを世界に示す重要な機会となった。ネルソン・マンデラは閉会式で、大きな反響を呼ぶ演説を行った。その開会式ではターボ・ムベキ大統領が、エイズの原因は貧困だと強調した（HIVではないとほのめかした）。大規模な抗議デモがあり、世界中のメディアが報道した。デモの参加者は資金不足が最貧国における治療の普及を大きく妨げていることを強調し、生存に不可欠な治療薬が特許のために利用できなくなっていることを批判したのだ。

二〇〇〇年九月には、欧州委員会がHIV治療のアクセスに関する会議を開いた。ロマーノ・プローディ委員長が主導し、大手製薬企業とジェネリック薬製造企業が初めて顔を合わせた会議だ。すべてのキープレーヤーが一堂に会したという意味で、もう一つの重要なステップとなった。その席上でインドのシプラ社のCEO、ユスフ・ハミドは一人あたり年間六〇〇〜八〇〇ドルで抗レトロウイルス治療を提供するという画期的な提案を行った。さらに二〇〇一年二月にハミドは、年間三〇〇ドルという当時としては驚くべき価格への引き下げを提示し、多くの人びとは期待を持ったが、結局は落胆させられることとなった。その最大の理由は、資金メカニズムがまだ整っていなかったことにあった。

ともあれ、ジェネリックの抗レトロウイルス薬はついに購入可能な価格になったが、特許で保護されている薬のジェネリックを各国が使用できるようにするには、国際的な法の枠組みをTRIPS協定の一部として確認することが重要だった。二〇〇〇年に欧州委員会のHIV会議が開かれたときにはその貿易担当委員だったパスカル・ラミーが後にWTOの事務局長になり、二〇〇一年にWTOドーハ会議（第四回閣僚会議）で採択される「TRIPS協定と公衆衛生に関する宣言」の交渉をまとめるのに大きな役割を果たした。宣言はTRIPS協定について公衆衛生を守る加盟国の措置を妨げるものではないと明言し、エイズのような公衆衛生上の緊急事態においては、特許権者に公正な補償を行ったうえで、強制実施権を行使して国内生産を行うことを認めている。[4] 宣言はまた、「最も開発が遅れている国々」に対してTRIPS協定の義務を適用するのを、一五年先の二〇一六年まで猶予することも認めている。手続きはわずらわしく、協定は第三国、主にインドからのジェネリック薬の輸入という重要な問題には対処できていなかったが、後にそれも解決した。しかし、HIV治療のアクセス拡大にはさらに別の障壁があった。

こうした大きな成果にもかかわらず、米国の国際開発庁（USAID）や英国の国際開発省（DFID）といった国際開発援助機関は、抗レトロウイルス治療へのアクセス拡大に資金を出すことを拒んでいた。治療へのアクセスという目標には、富裕国だけでなく、アフリカやアジアの国々も反対に回り、二〇〇一年の国連エイズ特別総会で採択されたコミットメント宣言には盛り込まれずに終わった。いまとなっては理解しがたいことだ。フランス、ルクセンブルク、カリブ諸国、そして南米のリオ・グループ［ラテンアメリカ・カリブ諸国共同体（CELAC）の前身］を除けば、国連加盟国はこうした目標を入れることに強固に反対したのだ。その拒絶的な姿勢は世界銀行のような開発分野と公衆衛生の主流をなす専門家や専門機関からも支持されていた。HIV治療は、貧困層に対する他の疾病の予防や治療に比べて費用対効果が低い、サハラ以南のアフリカにおける保健サービスの悲惨な状態では実施できない、というのがその主張だった。たしかに悲惨な状態はいまでも変わらない。エイズは明らかに伝統的な公衆衛生や開発の手法では太刀打ちできないものだった。そして論争には科学的な精密さに欠ける部分もあった。世界銀行の上級薬価を先進国より安くする差別価格設定それ自体は新しい考え方ではなく、途上国向けのワクチンではすでに実施されていたとはいえ、特許で保護された治療薬でそれが受け入れられたのは、抗レトロウイルス薬が初めてだった。

エコノミストは一九九八年に「冷酷な事実」として「アフリカのエイズ治療を負担できるのは、価格削減という意味では製薬業界、海外援助という意味では富裕国の納税者ということになる。だが、どちらもその負担を納得するとは思えない」と書いている。USAIDの高官は、アフリカの人たちは指定された時間に服薬することなどできない、時間の観念が不確かで、時計を持っていないから、とまで断言した。そのわずか二、三年後には、米国はアフリカでHIV治療の普及というかつてない国際保健対策を主導することになるのだ。WHOは二〇〇三年になってようやく抗レトロウイルス薬を必須医薬品リストに載せ、多くの国がこれに従って政策に取り入れた。

薬価を先進国より安くする差別価格設定それ自体は新しい考え方ではなく、途上国向けのワクチンではすでに実施されていたとはいえ、特許で保護された治療薬でそれが受け入れられたのは、抗レトロウイルス薬が初めてだった。こうした動きに加え、ジェネリック薬との競争が薬の価格をさらに下げていった。低所得国では現在、一人あたり年間一〇〇〜二〇〇ドルである。二〇〇二年時点ではクリントン財団のエイズ計画がジェネリック製薬会社（主にインド企業）の参入促進に大きな役割を果たした。ジェネリック企業の生産費削減を支援し、いくつかの国や国際機関による共同購入を仲介することによって、低価格での供給を確保しようとしたのだ。

ユニバーサルアクセスに向けて

治療コストが負担可能なレベルにまで引き下げられることで、資金の必要性は一段と高まった。[5] まずは二〇〇一年四月にナイジェリアのアブジャで開催されたアフリカ統一機構特別首脳会議の演説でコフィ・アナン国連事務総長が呼びかけたように、年間七〇億ドルが必要だった。

治療薬の価格が下がっても、購入のメカニズムがなければ大きな成果にはつながらない。国連エイズ特別総会、およびその前年に日本が主催した主要八カ国首脳会議（G8九州沖縄サミット）を受けて、二〇〇二年には「世界エイズ・結核・マラリア対策基金」（グローバルファンド）が創設され、リチャード・フィーチャムが初代事務局長に就任した。生涯にわたる治療に対し国際資金は拠出しないというタブーが打ち破られたのだ。一年後にはジョージ・W・ブッシュ米大統領が「大統領エイズ救済緊急計画」（PEPFAR）を創設し、製薬会社のCEOだったランドール・トバイアスが初代担当大使になった。PEPFARは当初、HIVの影響が最も深刻な一五カ国に対象を絞っていたが、現在は米国の納税者からの資金により、何百万という人たちの日々の生存が可能になっている。同時期にWHOとUNAIDSは「3 by 5構想」を発進させている。二〇〇三年のことだ。この構想はWHOのジム・キム（現世界銀行総裁）や李鍾郁《イ・ジョンウク》事務局長の主導により、二〇〇五年までに三〇〇万人が抗レトロウイルス治療を受けられるようにすることを目指していた。

国際社会の寄付を待ってはいられない国もあった。ブラジルはすでに紹介したが、西アフリカのセネガルもそうした国の一つだった。スレイマン・ムブプ、イブラヒム・ンドイエ、アワ・コルセックといった人びとが中心になり、海外からの援助資金が得られる以前に国内予算でＨＩＶ治療プログラムを開始していた。大陸の南部では最も深刻な影響を受けていたボツワナのフェスタス・モハエ大統領がビル&メリンダ・ゲイツ財団と大手製薬企業メルクの支援を受け、治療が必要な国民すべてにＨＩＶ治療を提供することを目指す野心的な対策を始めていた。ボツワナのＨＩＶ治療の普及率はいまでは八三％に達し、エイズによる死者は大きく減少している。ただし、ＨＩＶの新規感染はいまも高いレベルであり続けている。ボツワナの成果は隣国の南アフリカと対照的だ。南アフリカではムベキ政権のエイズ政策の結果、治療が提供されず、エイズによる死者、とりわけ女性の死者が増加を続けていた。

抗レトロウイルス治療へのユニバーサルアクセスを目指す長い道のりにはいくつもの障害が待ち受けていた。多様で複雑に絡み合ういくつものベクトルが同じ方向を目指さなければ、前進はなかった。国際および国内の望ましい政治環境と道徳的課題を受け止める世論、極めて多様なエイズ運動組織の間での戦略の統一、研究開発を行う製薬企業とジェネリック製薬企業の両方にとって現実的な選択肢となる薬価引下げ策、特許をめぐるＴＲＩＰＳ協定のルールの変更、特別な資金メカニズム、現場における配送能力、多くの人が納得できる説明責任の基準と体制、等々。前進はこうした類を見ない力と、良好な経済的政治的環境とによって生まれた。それはまた、終わりが見えない流行病による何百万人もの悲劇的な死に突き動かされたものでもあった。その結果が、治療を受けられる人の目覚ましい増加だったのだ。二〇一七年には世界全体で推定三、六七〇万人のＨＩＶ陽性者のうち、二、〇九〇万人が治療を受けている。だが、いまは抗レトロウイルス治療を受けていないＨＩＶ陽性者にも、治療は必要なのだ。

子供に対する治療の普及率が依然、低いままなのに加え（図5－2）、男性は女性に比べ、治療を受けている割合が著しく低い。治療を受けていない割合は地域によっても異なり、現状で最も大きいのは中

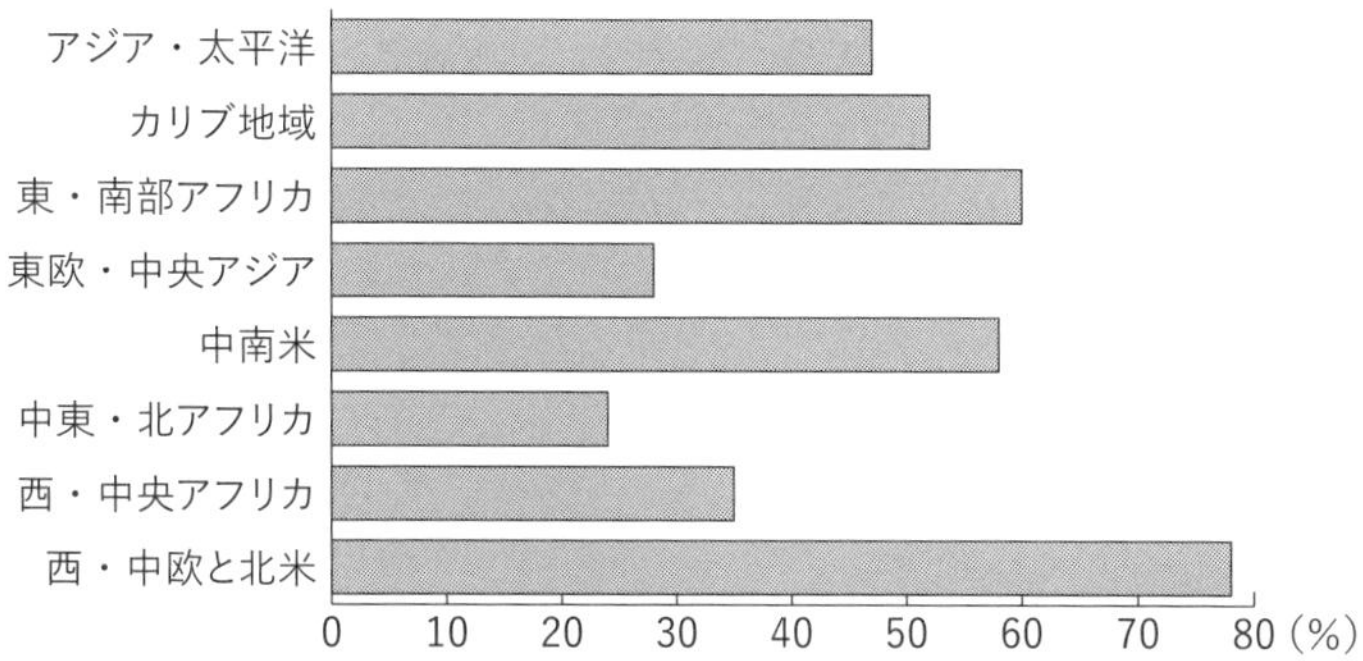

図5−2　治療が必要な人のうち、実際に治療を受けている人の割合（2016年）
資料：UNAIDS, AIDSinfo

東・北アフリカ地域および東欧・中央アジア地域である。意外なことにサハラ以南のアフリカの女性は、男性より治療へのアクセスが高い。女性にとっては珍しく喜ばしいこの状況は、妊婦に対するＨＩＶスクリーニング検査が広く行われ、治療の最初のステップになっているからだろう。いまも続く治療の拡大の結果として、二〇〇五年には二二〇万人だった世界のＨＩＶ感染による死亡者数が二〇一六年には一〇〇万人に減少している。[6]

抗レトロウイルス治療の長期的な課題

いまや抗レトロウイルス治療は確立されているが、初期段階とは異なる新たな課題が現れている。ネルソン・マンデラはかつて「大きな山を越えても、その向こうにはまだいくつも山がある」と語った。これは始まったばかりの抗レトロウイルス治療の歴史にもいえることだ。第七章と第九章では、長期的な資金の確保という重要な課題、そしてますます困難になる治療の拡大という問題について検討する。いますぐ治療を必要とする感染者は増加し続けているのだ。二〇一六年いまや抗レトロウイルス治療は確立されているが、初期段階とは異なる新たな課題が現れている。ネルソン・マンデラはかつて「大きな山を越えても、その向こうにはまだいくつも山がある」と語った。

のグローバルファンド増資会合は、翌年からの三年間に向けて一二九億ドルの資金拠出の約束を取り付けることに成功したとはいえ、HIV対策のための国際資金は頭打ちになっている。国際資金が増えなかった分の一部は中所得国の国内投資の拡大によって補われている。しかし、資金以外にも技術面、運営面で重要な課題が残されている。

第一は技術的課題である。臨床的効果という点から見て、治療の開始時期については臨床家の間でコンセンサスが確立しているわけではない。さまざまな専門家グループにより、治療の利益とリスクに関する評価はさまざまになされている。そのなかで米国およびWHOの治療ガイドラインは抗レトロウイルス治療の開始時期について、HIV陽性者が判明した時点で全員に提供するよう推奨している。これは、免疫の破壊と病状の進行を防ぐには感染初期においてウイルスの複製を抑える必要があることについて、そして感染した人の体内のウイルス量の抑制がセックスパートナーへの感染のリスクを減らすことについて、説得力のあるエビデンスがあるからだ。[7] 対照的に欧州と英国の勧告は臨床的効果、費用対効果、および長期の抗レトロウイルス治療に伴う副作用を考え、もう少し慎重だ。[8] これまでの治療方針でも実施に伴う財政負担は非常に大きい。しかも、米国とWHOの治療方針では、さらに負担が増す。現時点でも世界中で三、六九〇万人に治療を提供することが必要になるからだ。

第二の課題は、抗レトロウイルス治療が集団レベルでＨＩＶ感染の抑制ないしは防止にも役立ち有効なのかということだ。ＨＰＴＮ０５２と呼ばれる画期的な研究[9]は、感染している人に抗レトロウイルス治療を提供することで、感染していないパートナーの感染リスクが九五％減少したことを明らかにした。南アフリカのクワズールナタール州と中国では、抗レトロウイルス治療が人口レベルで新規感染を減らしているという生態学的なエビデンスも報告されている。一方で、ウガンダのセロディスコーダントなカップル［一人がＨＩＶ陽性で一人は陰性のカップル］の調査では、感染している人を治療することで、パートナーへの感染に影響が出ることはなかった。また、数多くの先進諸国の都市では、ＨＩＶ検査率も治療の普及率も高いのに、男性とセックスをする男性（ＭＳＭ）の間での感染率は高いままだ。したがって、こうした手段による集団レベルでの効果は明らかになっていない。南部アフリカ地域で行われている大規模な人口レベルの調査結果が出れば、この重要な政策課題に対する回答が得られるかもしれない。

第三は、どうすれば生涯にわたって抗レトロウイルス治療を提供できるのかという世界のどこであっても実施困難な運用面の課題である。あまりにも多くの患者がＨＩＶに感染してからも長期間、医療機関を訪れることなく、受診したときには免疫不全状態が進行していて、治療効果がなかなか上がらない。残念なことだが、低・中所得国で抗レトロウイルス治療を開始して間もなく死亡した成人を対象にした二〇一一年の大規模な調査では、治療開始時点でのＣＤ４リンパ球数の中央値は一㎣あたり一二四だった[10]。サハラ以南のアフリカではこのために、八～二六％の患者が治療開始後何カ月かで死亡している。ケープタウンに近いカエリチャ・タウンシップの診療所のデータ[11]によると、ＣＤ４細胞が五〇以下、つまり免疫がほぼ完全に破壊されている患者は、直ちに抗レトロウイルス治療を始めてもほとんどが死亡している。免疫低下が小さい患者ほど生存の可能性は高かった[12]。

イングランドでは二〇〇九年時点で、新たにＨＩＶ陽性と診断された八万六、五〇〇人の四分の一は自らの感染に気づいていなかった。検査へのアクセスをもっと広げること、とりわけ高いリスクにさらされている人たちのアクセスを広げることが、ＨＩＶ感染による死亡をさらに減らすためには必要になるだろう。感染を知ることこそが、臨床上の改善と免疫の再建をはかり、ウイルス排出を抑えるための複雑なカスケード［一連のプロセス］の第一歩なのだ。

カスケードのそれぞれの段階（図５－３）で、ＨＩＶサービスにつながっている人が減っていき、その効果も落ちていく。したがって、米国ではＨＩＶ感染と分かっても、ウイルスが検出限界以下にまで下がる人は二〇一一年で二八％、二〇一四年でも四九％に過ぎない。ＨＩＶ陽性者の多くは依然、自らの体内のウイルスが他の人に感染可能な状態にあるのだ。モザンビークからの同様のデータはより切実だ。このカスケードで鍵となるのは治療の継続（アドヒアランス）だが、その割合は研究によってかなり異なっている。ザンビアで行われた二万七千人の調査ではアドヒアランスはほぼヨーロッパと同じぐらい高い。だが、他のアフリカの数カ国で行われた調査ではずっと低く、残念ながら死亡者が少なくなかった。四年間の追跡調査を行ったＵＮＡＩＤＳの報告では、サハラ以南のアフリカで治療を継続している陽性者は七〇％で、世界平均より一〇％低いと推定されている。(13)

二〇一四年にオーストラリアのメルボルンで開かれた第二〇回国際エイズ会議（ＡＩＤＳ２０１４）で、ＵＮＡＩＤＳは新たな治療のカスケードとして「９０―９０―９０ターゲット」を発表した。ＨＩＶに感染している人の九〇％が検査を受けて感染していることを知り、知った人の九〇％が抗レトロウイルス治療へのアクセスを得て、治療を受けている人の九〇％は体内のウイルス量が低く抑えられている状態を達成しようというものだ。二〇三〇年のエイズ流行終結を実現するには、二〇二〇年までに高速対応で９０

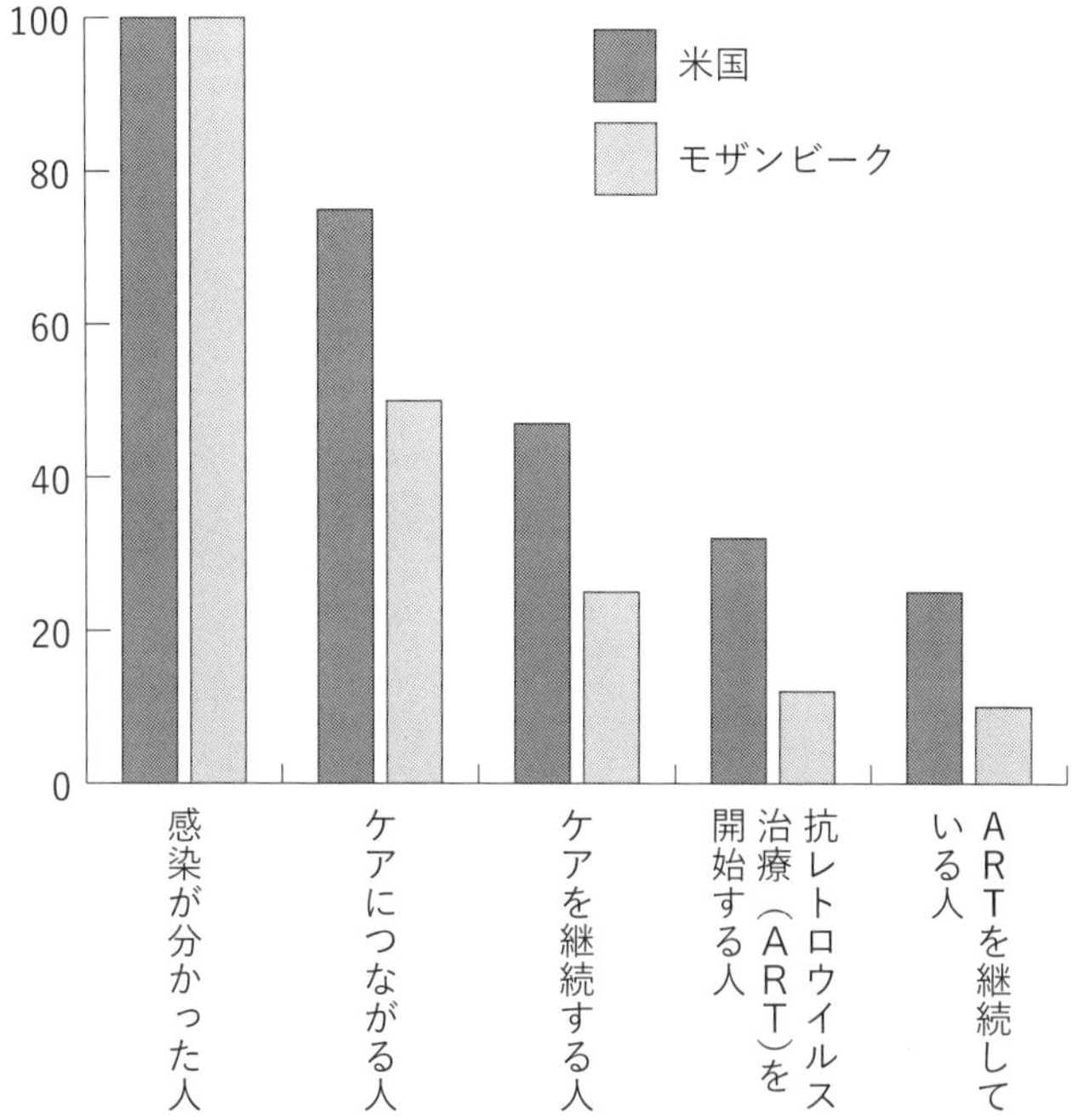

図 5−3　米国とモザンビークにおける HIV カスケード

ガードナーら 2011、ミセクら 2009 のデータをもとに、ピオットとクイン 2013 が作成。ART を継続している人の割合は、米国ではウイルスが検出限界以下に抑制されている人の割合だが、モザンビークではウイルスレベルでのデータが得られないので問診と錠剤数で判断。［このグラフはカスケードを示す初期の試みであり、2015 年以降のデータは次を参照：UNAIDS, AIDS Info, Data Sheet, Treatment cascade, Progress towards 90-90-90 targets. http://aidsinfo.unaids.org/］

―90―90ターゲットを実現する必要があるという認識はその後も繰り返し強調され、二〇一六年のエイズ終結に関する国連ハイレベル会合の政治宣言で国際社会の共通目標となった。90―90―90が達成すれば、HIV陽性者の七二％が体内のウイルスを検出限界以下に抑えられることになる。東欧・中央アジア地域と中東地域を除けば、多くの国がこの目標に向けて大きく前進している。ただし、HIV陽性者の長期生存ということだけでなく、HIV感染の拡大阻止という意味でも人口レベルでの成果があるかどうかという点ではまだ、大きな疑問がある。とりわけ、取り残される一〇％がどのような人たちで、HIV感染の力学の中でどのような意味を持つのかを把握することが重要になるだろう。

抗レトロウイルス治療へのアクセスと継続が低いことには、いくつもの理由がある。カスケードのそれぞれの段階にあわせて注意を払いながら、プログラムを進めることが必要だ。もともとカスケードは一九六〇年代にモーリス・ピオットが結核対策で示した考え方であり、他の慢性疾患に対しても有効に活用することができる。(14) 費用、通院手段、サービスのアクセスと質、女性の地位、治療薬の供給体制などがいくつもの国でしばしば問題になり、状況が悪化することもある。たとえば二〇一〇年には低所得国の三八％が、少なくとも一度は保健センターの抗レトロウイルス薬の在庫が底をついたと訴えている。患者に無料で抗レトロウイルス薬を提供したとしても、それで治療の継続が保障されるわけではない。ウガンダ、ボツワナ、ケニア、南アフリカといった国々やMSF、TASOなどの組織は治療継続の改善策を提案している。とりわけ、患者により近いところに供給地点を移す、家族や隣人が付き添って患者を支援する、優良服薬者クラブをつくる、患者と保健担当者とが約束を交わす、そして通院交通券を支給するといった服薬継続の動機を提供する、などだ。最後になったが、HIVにまつわるスティグマが重大な人権侵害であると同時に、治療のアクセス確保や継続に対しても大きな妨げになっていることは、決して軽視できるものではない。

抗レトロウイルス治療のおかげで長く生きられるようになったとはいえ、ＨＩＶ陽性者では高齢化が速く進行することがしばしばある。代謝の異常や骨密度の低下、心血管系、肝臓、腎臓などの合併症により、ケアはますます複雑になり、とりわけ資源の乏しい環境のもとでは対応が困難だ。こうした新たな臨床課題に対して、簡潔で費用負担が可能な治療戦略を迅速に開発しなければならない。

ＨＩＶの影響が重くのしかかっている国は、ＨＩＶ陽性者が増加しても、抗レトロウイルス治療を保健サービスとして継続して提供することに苦慮している。何百万という人にエイズだけでなく、他の慢性疾患のケアを継続して提供するには、より効果的なケア提供の方式を新たに工夫しなければならない[15]。新たな方式によるＨＩＶケアを緊急に再設計する必要がある。それには、治療法およびその手順の標準化と簡素化、各地域における保健サービス本体への統合、「タスク・シフティング」（少数で人件費の高い専門職が現状では担っている業務のうち、低いスキルのワーカーに任せられるものは任せる）などが含まれる。タスク・シフティングが有効であることは、すでにウガンダでの研究で示されている[16]。地元のＴＡＳＯのボランティアが、患者にとっては安いコストで、医師や看護師と同じぐらい効果的に対応できるのだ。ウガンダの

ＨＩＶの影響が重くのしかかっている国は、ＨＩＶ陽性者が増加しても、抗レトロウイルス治療を保健サービスとして継続して提供することに苦慮している。何百万という人にエイズだけでなく、他の慢性疾患のケアを継続して提供するには、より効果的なケア提供の方式を新たに工夫しなければならない。

別の研究では、患者に対するウイルス学的な失敗の割合は、保健センターと在宅ケアとでほぼ同等だった(17)。さらにアフリカでの多施設共同研究では、CD4細胞のモニタリングを簡素化しても、これまでの臨床検査と比べ、死亡率に大きな差はなかった(18)。ただし、薬剤耐性の問題を考えれば、長期にわたって抗レトロウイルス治療を続ける際にウイルス量のモニタリングを簡便化できるかどうかを判断するには、さらに研究を進めていく必要があるだろう。もう一つの課題はHIVと結核の両方を治療することだ。HIVの検査を受けているのは全世界の結核患者の半数でしかないが、HIVと結核は最もよくある重感染なのだ。

長期的にみれば、第二、第三の抗レトロウイルス薬の組み合わせの費用がいくらになるのか、どのくらいの割合の患者に薬剤耐性が生じ、新しい組み合わせの治療が必要になるのか、それはまだ分かっていない。第二、第三選択薬は、第一選択薬の組み合わせで治療を受けていた患者にその効果が失われ、「治療の失敗」が認められた時点で使われることになる。それが起こるのは、たとえば、第一選択薬がきちんと服用されず、薬に対する耐性をウイルスに持たせてしまうことによる。第二、第三選択薬は概してずっと高価で、ジェネリック薬はないことが多い。治療法の標準化と服薬継続の支援が薬剤耐性を防ぐための最善の手段ではあるが、HIVというウイルスは変異が激しく、実施面でも行動面でも課題が多いので、新しい治療薬の開発は不可欠である。抗レトロウイルス治療を受けている人の二〜一〇％が現在、第二選択薬を使っている。たとえばブラジルでは過去五年の間に第二選択薬の需要が増えたことから、国の治療費負担が倍増した。サハラ以南のアフリカでは、第一選択薬の患者一人あたりの年間費用は一五〇〜二〇〇ドルなのに対し、第二選択薬になると一、五〇〇ドル以上かかる。

成人の抗レトロウイルス治療へのアクセス拡大は世界的に大きな成果をあげてきたものの、研究および実践の面ではいまなお、緊急に対応すべき課題と長期的に注意が必要な問題が多い。治療薬の形態、投与量、費用の最適化は依然、課題として残されているのだ。大きな課題の一つは小児用の抗レトロウイルス治療へのアクセスであり、いまだに不十分で、乳幼児や小児の服用に適した治療はない。ＨＩＶのウイルス量の測定法も、もっと簡便で安価にする必要がある。資金面でいえば、アフリカの多くの国にとって、抗レトロウイルス治療を受ける何十万という国民の生存を長期にわたって国際援助に頼るといった状態は極めてリスクが大きい。あまりにも多くの人の生存が米議会の投票や他のドナー国の決定に委ねられている状態は、国家の主権にも関わる問題である。

イーサン・カプスタインが書いているように、エイズ運動は抗レトロウイルス薬を「私的財から公共財へ」と変えていった[19]。重要な問題の一つは、ＨＩＶ感染の特許薬へのアクセス拡大が、低・中所得国における他の疾病の新しい治療薬へのアクセスにつながったのか、ということだ。それはまだ分からない。治療薬へのアクセスに対する次の障壁は、ジェネリック薬の使用に関してＷＴＯの協定よりはるかに厳しい制限を課す米国と他の国との二国間貿易協定だろう。

真の完治、つまりＨＩＶが完全に体内にいなくなる状態、あるいは治療中断後にも完全にウイルスが制御されている状態を実現できれば、大きく状況は変わるだろう。だが、幹細胞移植、あるいは感染の極めて初期に複雑な治療薬の組み合わせを駆使した治療によって、そうした状態が達成できたのは二、三人に

イーサン・カプスタインが書いているように、エイズ運動は抗レトロウイルス薬を「私的財から公共財へ」と変えていった。重要な問題の一つは、ＨＩＶ感染の特許薬へのアクセス拡大が、低・中所得国における他の疾病の新しい治療薬へのアクセスにつながったのか、ということだ。

過ぎず、近い将来、大規模に完治を実現できるような見通しは立っていない。最後にもう一つ、私たちが「治療でこの流行を脱する」などということにはなりそうもない。この点も指摘しておく必要がある。ＨＩＶの複合的な予防策をより充実させていくことは、抗レトロウイルス治療と同じくらい重要である。

注

（1）J. G. Bartlett, "Ten Years of HAART: Foundation for the Future," *Medscape*（2006）, www .medscape.org/viewarticle/523119.

（2）D. Trono et al., "HIV Persistence and the Prospect of Long-Term Drug-Free Remissions for HIV-infected Indivuduals," *Science* 329（2010）: 174-180.

（3）P. Mugyenyi et al., "Scaling Up Antiretroviral Therapy: Experience of the Joint Clinical Research Center（JCRC）Access Programme," *Acta Academica*（2006）, suppl. 1: 216-240（http://reference. Sabinet.co.za/sa_epublication_article/academ_supp1_2006_a9）.

（4）「各国は、何をもって国家的緊急事態ないし他の極度に切迫した状態とするのかを決定する権利を持ち、ＨＩＶ／ＡＩＤＳ、結核、マラリアや他の感染症の流行を含む公衆衛生の危機は、国家的緊急事態ないし他の極度に切迫した状態でありえると理解される。」ドーハ宣言５（c）。

（5）B. Schwartländer et al., "AIDS: Resource needs for HIV/AIDS," *Science* 292（2001）: 2434-2436.

（6）UNAIDS, Fact Sheet – World AIDS Day 2017. http://www.unaids.org/sites/default/files/media_asset/UNAIDS_FactSheet_en.pdf

（7）Panel on Antiretroviral Guidelines for Adults and Adolescents, *Guidelines for the Use of Antiretroviral Agents in HIV-1-Infected Adults and Adolescents*（Washington DC: Department of Health and Human Services, 2012［updated 2013］）; *Consolidated Guidelines on the Use of Antiretroviral Drugs for Treating and*

Preventing HIV Infection (Geneva: World Health Organization, 2013); D. D. Ho, "Time to Hit HIV, Early and Hard," *New England Journal of Medicine* 333 (1995): 450-451; T. W. Chun and A. S. Fauci "Latent Reservoirs of HIV: Obstacles to the Eradication of Virus," *Proceedings of the National Academy of Sciences* 96 (1999): 10958-10961.

(8) *Guidelines Version 6.1* (Paris: European AIDS Clinical Society, 2012); Williams, I et al. (2014), "British HIV Association guidelines for the treatment of HIV-1-positive adults with antiretroviral therapy 2012," *HIV Medicine*, 15: 1-6.

(9) M. S. Cohen et al., "Prevention of HIV-1 Infection with Early Antiretroviral Therapy," *New England Journal of Medicine* 365 (2011): 493-505.

(10) A. Gupta et al., "Early Mortality in Adults Initiating Antiretroviral Therapy (ART) in Low-and Middle-Income Countries (LMIC): A Systematic Review and Meta-Analysis," *PLoS One* 6 (2011): e28691.

(11) A. Boulle et al., "Seven-Year Experience of a Primary Care Antiretroviral Treatment Programme in Khayelitsha, South Africa," *AIDS* 24 (2010): 563-572.

(12) M. May et al., "Prognosis of HIV-1 Infected Patients Starting Antiretroviral Therapy in Sub-Saharan Africa: A Collaborative Analysis of Scale-Up Programmes," *Lancet* 376 (2010): 449-457.

(13) UNAIDS, *Global Report: UNAIDS Report on the Global AIDS Epidemic 2012* (Geneva: UNAIDS, 2012).

(14) M. Piot, *A Simulation Model of Case Finding and Treatment in Tuberculosis Control Programmes* (Geneva: World Health Organization, 1967).

(15) J. Y. Kim, P. Farmer, and M. E. Porter, "Redefining Global Health-Care Delivery," *Lancet* 382 (2013): 1060-1069.

(16) S. D. Foster et al., "The Experience of 'Medicine Companions' to Support Adherence to Antiretroviral

Therapy: Quantitative and Qualitative Data from a Trial Population in Uganda," *AIDS Care* 22 (2010), suppl. 1: 35-43.

(17) S. Jaffar et al., "Rates of Virological Failure in Patients Treated in a Home-Based Versus a Facility-Based HIV-Care Model in Jinja, Southeast Uganda: A Cluster-Randomised Equivalence Trial," *Lancet* 374 (2009): 2080-2089.

(18) DART Trial Team, "Routine Versus Clinically Driven Laboratory Monitoring of HIV Antiretroviral Therapy in Africa (DART): A Randomised Non-Inferiority Trial," *Lancet* 375 (2010): 123-131.

(19) E. B. Kapstein and J. W. Busby, *AIDS Drugs for All: Social Movements and Market Transformation* (Cambridge: Cambridge University Press, 2013).

第六章　コンビネーション予防

ワクチンの開発のように、ＨＩＶの流行に単一の解決策を見つけようという試みは、かなり早い段階から始まっている。しかし、医学研究が進むにつれて感染の仕組みや流行拡大の行動学的、構造的要因に対する理解も深まり、またコミュニティにおける調査や臨床試験の結果もあって、少なくとも有効なワクチンが利用可能になるまでは、行動学的、生物医学的な研究の成果や社会構造への働きかけ、抗レトロウイルス治療などを組み合わせた複合的な対策が、ＨＩＶ感染を減らし、地域的に限定された小流行のレベルに持ち込む唯一の方法であることが明らかになっていった。(1) 他の公衆衛生対策と同様、ＨＩＶ予防も可能な限り科学的根拠に基づくものでなければならない。だが、現実のエイズ対策は医科学的な発見と政治の関与、そして現場における活動の相乗効果によって進められてきた。そして最終的には、政治の決断が大きな成果をもたらしてきた。

現在のＨＩＶの予防活動は、三〇年に及ぶ経験と医学の進歩の結果である。最初の成功は先進諸国においてゲイコミュニティが社会的に動くことでもたらされた。一方、ウガンダやタイは一九九〇年代の初期に成果をあげている。一九八六年以降オランダや英国、オーストラリアでは、国の注射針・注射器交換プログラムには薬物使用者のＨＩＶ感染を減らす効果があることが示されてきた。抗レトロウイルス薬が母子感染予防に効果があることは、一九九八年から示されている。何年もの議論の後で、南アフリカのオレンジファームで行われた男性の割礼手術の最初の臨床試験により、手術を受けている男性は、女性からの性感染が五〇％以下に減ることが明らかになった。南アフリカでは二〇一〇年、テノフォビルを加えたマイクロビサイド［殺ウイルス剤］の軟膏が女性のＨＩＶ感染のリスクを三九％（使用継続度が高ければ五四％）も減らせるという報告があったが、これも大きな成果だ[2]。先行する他の多くのマイクロビサイドの臨床試験では、予防効果がないか、ひどい場合には感染リスクを高める結果になったこともあったからだ。最後に経口の曝露前予防内服（ＰｒＥＰ）［抗レトロウイルス薬を予防薬として服用すること］に関しては世界各地でいくつかの人口層を対象に行われた研究で（そのすべてでではないが）、常に服用していればＨＩＶ感染のリスクを九〇％以上、下げられることが示されている[3]。

　世界全体でみると、ＨＩＶの新規感染は一九九〇年代末頃から減少し始めている。抗レトロウイルス薬が広く使われるようになるかなり以前のことだ。ただし、世界の年間新規ＨＩＶ感染者は二〇一六年時点でも約一八〇万人に達し、そのうち七九万人は東部・南部アフリカ地域で占められている。また、予防の成果は国や人口層によっても大きく異なっている。国全体の平均値を見ているだけでは、その国のなかの特定の地域や人口層の状態が覆い隠されてしまうこともある。ＨＩＶの世界的大流行《パンデミック》が無数の小さな流行から成り立ち、それぞれの状態に応じた対策が必要なことを考えれば、意外なことではない。そのうえ、世界全体で見れば、抗レトロウイルス治療を新たに始めるＨＩＶ陽性者の数よりも、年間の新規ＨＩＶ感染者の数のほうが多い。その結果、治療を実際に受けている人の数と必要なのに受けられない人の数のギャップは、いまも広がり続けているのだ。

第一章でみたように、感染症の流行の動向は簡単な数式、$R_0 = \beta cD$で表わすことができる。[4] R_0は流行の再生産率である。これはβ（感染の確率）、c（接触の頻度）、D（感染可能な期間）の組み合わせで決まる。R_0が1を超えれば新規感染は増加を続け（言い換えれば流行を引き起こし）、1前後なら風土病化する。そして1以下になれば、その風土病も縮小していくのだ。このモデルは感染を阻止する施策の選択肢を示すことにもなる。つまり、HIVの感染を抑えるにはどんな方法が有効かということだ。たとえばコンドーム使用、男性の割礼手術、感染リスクの高いアナルセックスのような行為の回避、注射針交換プログラム、そして抗レトロウイルス治療といった方法はすべて、感染している人からしていない人への感染確率に影響を与えることになる。パートナーの数を減らすこと、性暴力やアルコール飲用、薬物使用を減らすこと、貞節を守ることはcを、抗レトロウイルス治療の提供および治療継続を助ける行動学的な手法はDを、それぞれ小さくする。この数式の適用に際しては、HIV感染のリスクが人口全体に均等にあるわけではなく、予防対策の効果はリスク状況によって異なることを認識しておくことが大切だ。

> 世界全体でみると、HIVの新規感染は一九九〇年代末頃から減少し始めている。抗レトロウイルス薬が広く使われるようになるかなり以前のことだ。ただし、世界の年間新規HIV感染者は二〇一六年時点でも約一八〇万人に達し、そのうち七九万人は東部・南部アフリカ地域で占められている。

世界全体のHIV新規感染は減少しているが、どこでも減っているわけではない

一九八〇年代に西側諸国の同性愛者コミュニティで広がった破壊的なHIV感染の流行に対しては、有効な治療法がなくてもHIVの新規感染を減らすことはできた。性行為の相手を減らし、コンドーム使用を増やすといったかたちで性行動を変えていった結果だった。タイは革新的な「一〇〇%コンドーム」キャンペーンを強いリーダーシップのもとで進め、異性間のHIV感染を大きく減らすことに成功した。ただし、男性とセックスをする男性、および注射薬物使用者のHIV感染率は高いままだ。ウガンダはアフリカで初めてHIV新規感染の減少を果たした国だった。強いリーダーシップとコミュニティの活動により、禁欲、貞節、コンドーム使用促進の三段構えの対策を推進できたからだ。

二〇〇一～一一年の間に、サハラ以南のアフリカの一三カ国を含め、世界の二五カ国が新規感染を五〇%以上減らすことに成功している。そのほかに九カ国が少なくとも三分の一は減らしている[5]。最悪の流行を経験したナイジェリア、エチオピア、南アフリカ、ザンビア、ジンバブエなどで感染が横ばいになり、減少の徴候も見られるようになった。HIV感染の減少はとりわけ若者の間で顕著だ。ケニアでは二〇〇〇～〇五年の間に若者の陽性率が六〇%低下した。南アフリカでは一五～二四歳の女性のHIV新規感染は二〇〇三～〇五年の間に五・五%、二〇〇五～〇八年までの間に二・二%低下した。それでもまだ非常に高くはあるが、低下はしているのだ。すべてではないにせよ、多くの研究で若者のハイリスク行動の減少が報告されるようになっている。

インドでは国家エイズ管理機構（NACO）やビル&メリンダ・ゲイツ財団の支援を受けたアヴァハン

［サンスクリット語で「行動しよう」の意］プロジェクト、および無数のＮＧＯの努力により、流行が広がっている州でセックスワーカーの八〇％にＨＩＶ予防サービスが届けられている。二〇〇三〜〇六年までの間にインドのセックスワーカーのＨＩＶ陽性率は一〇％から五％へと半減している。インド南部では二〇〇〇年に二％だった一五〜二四歳の妊婦のＨＩＶ陽性率が二〇一〇年には一％以下に減っている。

すべての地域がこうした傾向にあるわけではない。大きな例外は東欧・中央アジア地域、とりわけ旧ソ連の各共和国である。ＨＩＶ新規感染は二〇一〇〜一六年までの間に六〇％も増加している。

ＨＩＶ予防の効果測定

新規ＨＩＶ感染の減少と陽性率の低下は予防対策と性行動の変化の結果なのか、それともＨＩＶ感染のリスクの高い人たちはもうほとんど感染したか、死んだかであり、減少はＨＩＶ感染の自然経過なのか。

新規ＨＩＶ感染の減少と陽性率の低下は予防対策と性行動の変化の結果なのか、それともＨＩＶ感染のリスクの高い人たちはもうほとんど感染したか、死んだかであり、減少はＨＩＶ感染の自然経過なのか。こうした疑問は常に出されている。ここで重要なことは、最も感染リスクの高い人たちが、男性とセックスをする男性、注射薬物使用者、そしていくつかの国のセックスワーカーや移動する人びとなどであることは基本的に変わっていないが、感染のパターンはいまなお変化しているということだ。

こうした疑問は常に出されている。ここで重要なことは、最も感染リスクの高い人たちが、男性とセックスをする男性、注射薬物使用者、そしていくつかの国のセックスワーカーや移動する人びとなどであることは基本的に変わっていないが、感染のパターンはいまなお変化しているということだ。たとえばカンボジアでは一九九〇年代に異性間の性感染が大きく広がったが、集中的なコンドーム使用促進プログラムにより、わずか数年で新規感染を急速に減らすことができた。流行の開始当時には、感染のほとんどがセックスワーカーとその客の間で起きていたが、次に感染した男性からその妻、もしくは買春相手ではないパートナーに広がり、最終的には感染した女性から子供への母子感染が起きた。東部、中部アフリカの数カ国でも同様に、性産業による感染は続いているものの、以前よりは少なく、新規感染は長く付き合っているカップルの間の性行為、行きずりのセックス、男性とセックスをする男性が多数を占めている。ウクライナでは依然、男性の注射薬物使用者の間での感染が流行の中心になっている。ただし、薬物使用者からそのパートナーへの性感染のために、HIV陽性の女性の割合も一貫して増え続けている。ウクライナのHIV陽性者のうち女性の占める割合は、流行の初期には二〇%以下だったのが、一九九九年には三七%、二〇〇九年には四五%に増えた(6)。

さらに複雑なことに、HIVの新規感染を大規模測定でき、しかも信頼度が高い生物学的検査法はいまのところなく、ある人口層における流行の変化を推定できるような長期にわたる新規感染データはなかなか得られない。新規感染率は陽性率よりも推定が困難なのだ。それは第一に、件数が少ないので、多くのサンプルを集めなくてはならないからであり、測定における誤差が陽性率の推定よりも大きくなるという事情もある。それでも、最近のHIV感染の動向を理解するには、新規感染の推計が欠かせない。それによって、将来の感染を抑えるためにはいま、どのような対策が必要なのかが分かるからだ。陽性率と新規感染率は必ずしも同じ傾向を示すとは限らない。逆説的なことだが、たとえば、抗レトロウイルス治療へのアクセスが広く確保できている国では、HIV陽性者がより長く生きていけるようになるので、新規感染率が横ばいであったとしても、陽性率は上がっていくことになる。HIV新規感染測定の定石は、非感染者のコホートを長期にわたって追跡していくことだ。その中で定期的に検査を行えば、新規感染が把握できる。こうした縦断的研究には、時間も人手も費用もかかるが、たいていは当面のHIV予防のニーズに即座に対応するものにはならない。

陽性率から新規感染を推計する際には、UNAIDSが実施しているように、複雑な数学モデルが役に立つ。また、陽性率に変化が認められたとき、それに対するいくつかの要因の影響を検証するにも有効だ。たとえばインペリアル・カレッジ・ロンドンのティム・ハレットらは、アフリカの多数の国でHIV陽性率が低下していることについて、流行の自然経過だけでは説明できず、性行動の変化による影響があることを示した[7]。

もう一つの例は、数十年にわたって政治的混乱が続いたジンバブエにおけるHIV流行の変化である。一九九〇年末には成人のHIV陽性率が二四％という驚くべき高率であり、年間の新規感染率は成人の六％に達していた。二〇〇〇年以降は新規感染の減少が進んだが、おそらくそれは性行動の変化によるものだろう（図6－1）。政治・経済危機の間もHIV予防プログラムは海外からの資金で継続されていたが、可処分所得の大幅な減少や強制的な移住と治安の悪化がリスクの高い行動を減らし、新規感染の低下に寄与していたのかもしれない。

予防プログラムの効果を示すには、理想的には無作為化比較試験が必要になる。介入群と対照群を比較する研究だ。新たな生物医学的手段の効果を確認するためには不可欠な方法だが、大規模プログラムでそ

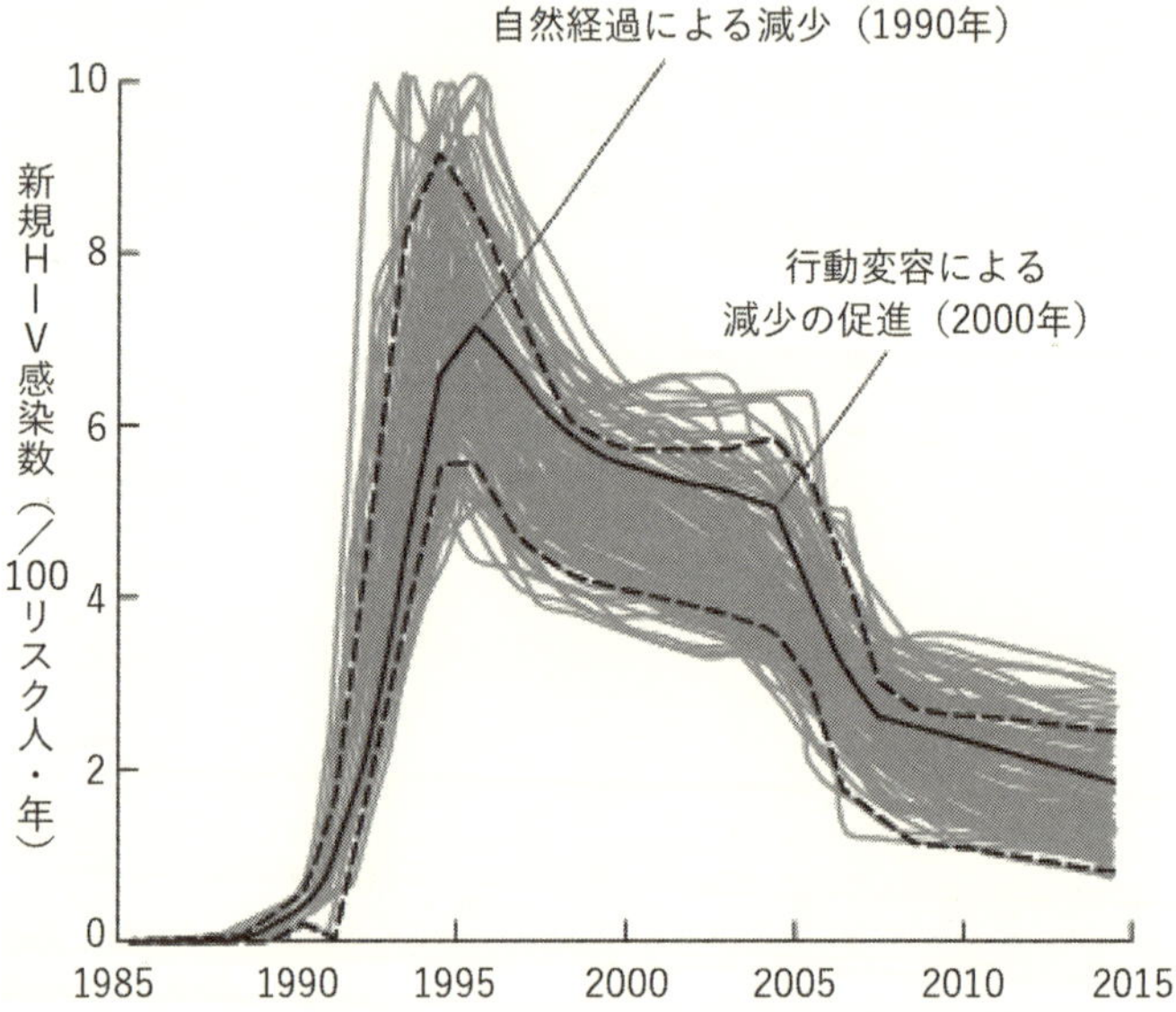

図 6－1　1980-2010 年のジンバブエにおける新規 HIV 感染動向
資料：ハレットら

うした評価を行うことは困難であり、かなり複雑な行動学的、構造的予防プログラムの有効性を評価するのにも限界がある。そうしたケースではおそらく、量的評価と質的評価の組み合わせが最善の評価の方法となるだろう。

コンビネーション予防

ＨＩＶ予防をめぐって繰り返し登場する神話は、一つの手段だけで感染拡大を防げると考えてしまうことだ。男性の割礼手術[8]、パートナー数の減少[9]、全人口スクリーニング検査の実施と感染判明者全員への抗レトロウイルス治療提供[10]などがあたかもそうした手段であるかのように語られることがあった。エイズの複雑さを認めようとしない姿勢は、科学的な厳密性に欠けるだけでなく、効果の低い対策に資金をつぎ込んでしまう危険も伴う。過去三〇年の経験から学ぶべき教訓が一つあるとすれば、それはＨＩＶ予防に特効薬はないということだ。地域の事情に合致し、必要な人に十分に行き渡り、継続して使える複数の手段を組み合わせること、つまり、「コンビネーション予防」こそが、ＨＩＶ感染の拡大を抑えるのに最も適した方法なのだ。(11)

コンビネーション予防では数種類の対策を並行して進めなければならない。コンドーム使用の促進、セックスの相手の数を減らすための行動変容、パートナー間の年齢差の縮小、ＨＩＶ陽性率の高い国における男性割礼手術、曝露前予防内服（ＰｒＥＰ）を含む抗レトロウイルス治療、注射薬物使用者への代替療法や注射針交換といったハームリダクションの方策、性暴力やアルコール乱用に対する構造的介入、ＨＩＶ関連スティグマの解消といった対策だ。それぞれに異なる疫学的状況に即応し、そうした対策を適切に組み合わせていかなければならない。コンビネーション予防の考え方は、感染症対策の分野ではあまり馴染みがなかったが、公衆衛生や社会政策のプログラムでは実は目新しいものではない。(12)たとえば禁煙や肥満対策のキャンペーンでは使われてきた。ＨＩＶ予防で重要なことは、それぞれのリスク状況によって効果の高い組み合わせが変わってくることだ。この面ではさらに研究を進めていく必要がある。

> 過去三〇年の経験から学ぶべき教訓が一つあるとすれば、それはＨＩＶ予防に特効薬はないということだ。地域の事情に合致し、必要な人に十分に行き渡り、継続して使える複数の手段を組み合わせること、つまり、「コンビネーション予防」こそが、ＨＩＶ感染の拡大を抑えるのに最も適した方法なのだ。

リスクの高い状況への対応

コンビネーション予防に加え、HIV感染が広がっている地域や集団に対してはとくに集中的な対応を進めていく必要がある。多様な流行の形態に対しては、そうした手法が最も高い効果を生み出すからだ。さらにリスクの高い集団と地域は重なっていることも多いので、この点も認識しておかなければならない。たとえばケニアでは、新規感染の約四〇%はセロディスコーダントなカップル［一人がHIV陽性で一人は陰性のカップル］の間で起きているとはいえ、首都ナイロビや沿岸地域でみると男性とセックスをする男性の新規感染に占める割合が大幅に増加している。流行は変化しており、歴史的にみればいまなお初期段階の国が多い。したがって、アフリカではいまも異性間の性感染が多数を占めていることが明らかであるとはいえ、男性とセックスをする男性の間での感染の増加も報告されているし、ケニア、タンザニア、ザンジバル島、ナイジェリア、セネガル、南アフリカなどでは注射薬物使用に関連する感染も生じている。

偏見を持たれ、排除されがちな人びとへの対策を怠っているために感染が広がっているところに、資金が回っていないこともしばしばある。たとえば、UNAIDSの推計によると、東欧・中央アジアでは、注射薬物使用者や男性とセックスをする男性、セックスワーカーとその客といったグループが最も大きな影響を受けているのに、エイズ資金の九〇%はそれ以外の対策に使われている。ケニアとモザンビークでも新規感染の二五%から三〇%がこうした集団で占められているのに、その対策にはエイズ予算の〇・五%も向けられていない。アジアでも同様で、カンボジアのようなわずかな例を除けば、こうした人たちを対象にした予算は一〇%に満たない。ラテンアメリカでもペルー、ブラジル、アルゼンチン以外は、陽性

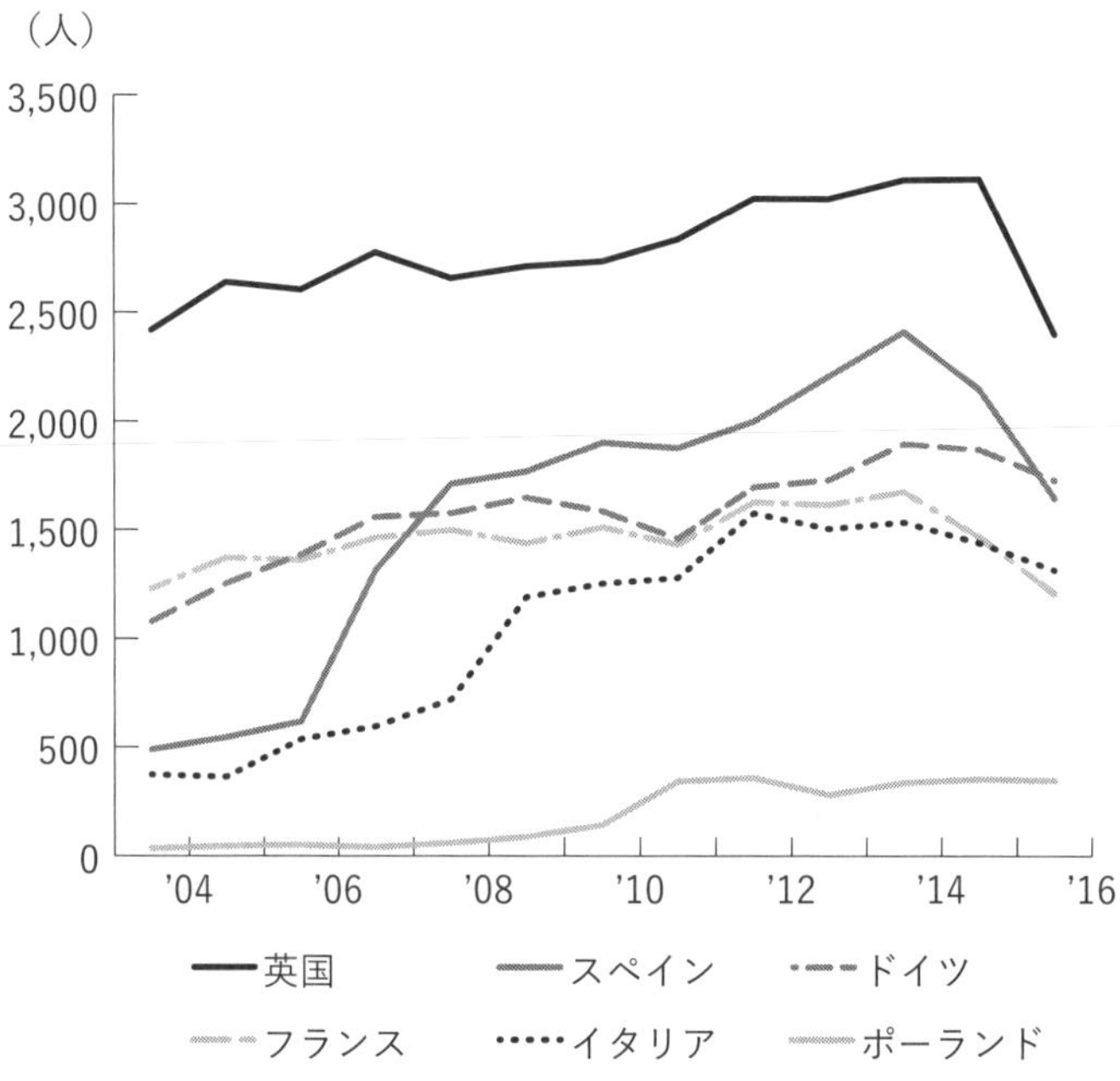

図6－2　英国、ドイツ、スペイン、イタリア、ポーランドにおける男性とセックスをする男性の新規HIV感染報告数（2004年～16年）
資料：HIV／エイズ欧州サーベイランス、欧州疾病予防管理センター（ECDC）2017

率が二〇～三〇％もある男性同性愛者のコミュニティのニーズと予防対策資金とのギャップは大きい。コスタリカではＨＩＶ陽性者の六〇％が男性同性愛者で占められているのに、予防対策資金はエイズ予算全体の一％以下である。パナマでは四〇％に対し二％、グアテマラでは三五％に対し四％だ。[13] 男性とセックスをする男性を対象にしたＨＩＶ予防対策がうまく機能していないとしても驚くにはあたらない。中国（ＨＩＶ陽性者の五％）、インドネシア（九％）、ベトナム（四％）、ラオス（五％）など、アジア諸国の大都市でも状況は同じようなものだ。アフリカでは同性愛は依然、大きなタブーとなっているが、大都市のゲイ男性のＨＩＶ陽性率は非常に高いことが南アフリカ（一五％）、ケニア（一三％）、マラウイ（二一％）、ダカール（二二％）で明らかにされている。アフリカとアジアでは同性愛者の多くが結婚しており、自分が感染していても、夫婦間ではほとんどコンドームを使わないので、妻にも感染することが多い。中央アジア、アフリカ、カリブ諸国には根深い同性愛嫌悪があり、同性愛の非犯罪化、同性愛者を対象にした社会サービスの確立など、大きな構造的、文化的な変化が必要となっている。[14]

ＨＩＶ予防が成功していたところでも、再び拡大傾向に転じるおそれがある。ヨーロッパや米国では実際にそれが起きた。男性同性愛者の新規感染の増加、もしくは減少の停止といった時期を経験しているのだ（図６－２）。米国ではとりわけアフリカ系米国人の男性同性愛者にそうした傾向が顕著だ。人と場所にあわせて、大急ぎでＨＩＶ予防対策を現実に対応したものに変えていく必要がある。クッキーの抜き型を使ったような画一的な方法は放棄し、ＨＩＶ感染予防の科学的エビデンスを踏まえて、それぞれの実情に即した組み合わせを考えていかなければならないのだ。

予防対策としての抗レトロウイルス治療

二〇一一年に発表された画期的な臨床試験の結果は、安定したセロディスコーダントなカップルのうち、感染している人の抗レトロウイルス治療を推奨基準より早期に開始すると、相手のＨＩＶ感染が最大九六％も減ることを示している。[15] 抗レトロウイルス治療の早期開始には、副作用が四〇％も減少するという臨床面の利点もあった。血液中および精液、膣分泌液のＨＩＶ量が性感染の可能性を左右する大きな要因であることは、かねてから知られている。[16] 予防としての治療は、抗レトロウイルス治療で血液および体液中のウイルス量が減れば感染性を抑えられる、という考え方に基づく。HIVの母子感染予防では二〇年前から採用されてきた考え方である。抗レトロウイルス治療には、HIV陽性者の健康状態を改善するという本来の目的に加え、予防の面でも追加的な利益があるのだ。だが、興味深いことにウガンダのセロディスコーダントなカップルを対象に行われた同様の研究では、有意な違いは認められなかった。[17] ただし、このときは感染している人への抗レトロウイルス治療の開始時期が、血液一㎣中のCD4細胞数二五〇以下だったので、二つの研究がどこまで比較可能なのかは明確になっていない。

現在の大きな疑問は、予防としての治療が集団レベルでHIV感染を減らすことができるかどうかということだ。言い換えれば、臨床的に有効性が認められたからといって、現実の社会のなかでも効果があると解釈していいのかということだ。南アフリカのクワズールナタール州における集団レベルでの研究では、抗レトロウイルス治療の普及率が三〇～四〇%に達しているところのほうが一〇%以下の地域よりもHIVの新規感染は三〇～四〇%少なくなっていた。ただし、隣接するスワジランドでは、抗レトロウイルス治療の普及率が七九%に達し、サハラ以南のアフリカでも最も高い国なのに、新規感染率は依然として年間一・七%と高いレベルのままである。[18] 先進諸国の男性とセックスをする男性のコミュニティでも、治療の普及率が非常に高いのに、HIV新規感染率は変わらないままか、上昇に転じているところがある。コミュニティにおける抗レトロウイルス治療の予防に対する効果は、少なくとも極めて限定されているか、あるいはない、ということを示唆する結果だ。最近はアフリカ、北米、ヨーロッパでのコミュニティ比較試験によって、早期治療の集団レベルでのHIV予防効果の評価が進められている。

抗レトロウイルス治療を大規模なHIV予防策として生かすには、解決すべき複雑な運用上の課題がたくさんあり、またＨＩＶ対策の活動資金が得にくくなっている時期に大規模な資金投入が可能なのかという難題もある。健康なＨＩＶ陽性者が慢性症状に対する治療を続ける気になるかどうかも疑問であり（ディスコーダントなカップルの三〇％は、抗レトロウイルス治療の早期開始を提案されても保留しているという研究報告もある）、治療の継続や耐性ウイルスも大きな課題だ。抗レトロウイルス治療を臨床的・免疫学的理由で必要としていながら受けられないＨＩＶ陽性者がたくさんいるのに、その治療を予防目的で使うことには倫理的な問題もある。

予防対策としての曝露前予防内服（ＰｒＥＰ）

ＨＩＶ感染を防ぐための曝露前予防内服とは、セックスの前に抗レトロウイルス薬を服用することである。マラリアを予防する抗マラリア薬の服用や手術前の抗生物質治療などと同じ考え方に基づくものだ。胎児あるいは乳児が母親からＨＩＶ曝露を受ける前、または受ける際に投与される母子感染予防も、部分的にはそうした考え方による。

南アフリカにおける臨床試験は一％のテノフォビルを加えた膣軟膏が女性のＨＩＶ感染を四〇％近く減らし、常に使っていればさらに減らせることを初めて報告した[19]。後続の臨床試験では、テノフォビル単独もしくはテノフォビルとエントリシタビンの経口予防投与で、男性同性愛者および異性愛の男女のＨＩＶ感染が四四〜七五％も減少することが報告された。しかし、別の二件の臨床試験ではそのような予防効果は認められなかった[20]。驚くことではないが、ＰｒＥＰの効果は服薬の継続次第だ。別の言い方をすれば、ＰｒＥＰはきちんと使えば機能する。

米食品医薬品局（ＦＤＡ）は二〇一二年、ＨＩＶ性感染リスクの高い成人に対する感染予防目的で経口のテノフォビルとエントリシタビン剤を毎日服用するＰｒＥＰを承認した。世界的にＰｒＥＰ服用を勧告するには、政策面ならびに実施面で解決しなければならない重要な問題がいくつかある。特定の集団における費用対効果、予防的な治療を続けられるようにする支援策、耐性ウイルス出現のリスクなどだ。一般的にはＰｒＥＰはＨＩＶ感染のリスクが非常に高い集団におけるコンビネーション予防の一部として考えるべきだが、利用者にとってより使いやすい方法、たとえば性交時に服用するＰｒＥＰのような方法のほうが、現実的な影響力はおそらく大きいだろう。

予防対策としての男性割礼手術

男性の割礼手術は、膣性交における男性側のＨＩＶ感染を予防する観点から、生涯にわたってかなり期待できる方法だろう。約五〇％の予防効果があるという。[21] 臨床試験はオウバートらが二〇〇五年に南アフリカで実施し、ケニアやウガンダで行われた追試でも同様の結果が確認された。これらの研究により、男性の割礼手術はＨＩＶ感染の拡大を左右する生物学的要因となるのかどうかをめぐる一五年越しの論争に終止符が打たれ、少なくとも部分的にはアフリカのさまざまな集団におけるＨＩＶ陽性率の違いを説明するかたちにもなった。男性の割礼手術の感染防御効果を示唆する最初の疫学的研究[22]は、一九八〇年代にケニアのナイロビで実施され、さらにアフリカでは何十件もの研究が引き続いて行われている。ほとんどの研究が、ＨＩＶ感染のリスクと割礼手術の不在との関連を示していた。一方で、ヨーロッパでは割礼手術実施率が低いのに、それが大きな流行を招いているわけではない。男性割礼手術はそもそも文化、伝統、宗教などと深く結びついており、それらすべてがＨＩＶ感染の交洛因子［間接的に影響する因子］となる可能性があるため、比較臨床試験を行わなければ、感染予防効果があることを疑いの余地なく結論づけることはできなかった。残念なことにそうした研究が資金を得るには一〇年以上かかったのだ。男性の割礼手術には陰部潰瘍の発生、子宮頸がんなどのがんの原因となるヒトパピローマウイルス感染を減らす効果もあった。しかし、男性割礼手術が性行為による女性のＨＩＶ感染を減らすことはなかった。

南アフリカでの決定的な研究を受けて、ＨＩＶの流行が深刻なアフリカ諸国では、大規模な割礼手術プログラムが採用されることになった。ケニアのニャンザ州では対象となる男性の六〇％以上がすでに手術を受けているが、それを除けば大規模割礼手術プログラムの実施状況は、ほとんどすべての国で目標よりはるかに遅れている。最近は手術なしで割礼ができる道具が開発され、伝統的な地元有力者や政治指導者の支援もあるので、実施面での課題は解決されていくだろう。割礼を受けた男性が、もう自分は感染から守られていると思い込んでコンドームを使わなくなってしまうかどうか。それは依然として分からない。コンドームを使わなくなれば、割礼の効果も帳消しになってしまうだろう。新生児期の割礼が長期的には最善の方法だろう。簡単で費用もかからず、性体験が始まる前に実施できるからだ。伝統的に割礼の習慣がなく、しかもＨＩＶ感染のリスクが高い集団では、男性割礼はコンビネーション予防の必須項目とすべきだろう。

ＨＩＶの母子感染予防

小児エイズ臨床試験グループの０７６研究は一九九四年、ＨＩＶの母子感染が予防可能なことを初めて示した。母乳を与えなければ、ジドブジン（ＡＺＴ）が母子感染を六七％減らすことを明らかにしている[23]。さらに母子感染予防に対してより効果的な方法の開発も進められていった。現在のＷＨＯ勧告では、ＨＩＶ陽性の妊婦に対してはテノフォビル、３ＴＣ、エファビレンツの組み合わせを第一選択薬とし、さらに一週間は完全に母乳保育をやめ、臨床的な徴候がなければ、母親には抗レトロウイルス治療を続けるとともに、母乳で育てられる赤ちゃんにはネビラピンが投与される[24]。

ＨＩＶ母子感染予防は当初、最もニーズが大きい低所得国では適用困難として退けられていた。母乳保育が強く推奨されていたことで、母子に対する周産期の抗レトロウイルス治療の利益が事実上、否定されるかたちになった。母乳にはＨＩＶが高い濃度で含まれている可能性があるからだ。感染症の流行と脆弱な保健サービスという現実の前で、貧困層にとっては生後一二カ月まで母乳で育てることが、赤ちゃんの生存にとって最善の選択だと考えられていた。ＨＩＶに感染して生まれたとしても、である。高所得国では乳児用調製粉乳の使用、質の高い産科医療、感染を防ぐための帝王切開、抗レトロウイルス治療へのアクセス、抗レトロウイルス薬予防投与の改善などにより、二〇〇〇年代初頭から母子感染のリスクを一・五％以下に減らしてきた。サハラ以南のアフリカでは、そうはいかず、母子感染率が二〇％の国も七、八カ国はある。ＨＩＶ感染の検査や治療を提供できる産科医療機関へのアクセスがないこと、およびＨＩＶに関わるスティグマが存在していることが、母子感染をなくすうえでの二大障壁ではあるが、授乳期の母子に対し、抗レトロウイルス治療が提供できないとなると、母乳保育をめぐるジレンマも大きな障壁として立ちはだかることになる。

二〇一三年には低・中所得国の妊婦の五四％がＨＩＶ検査を受けていなかった。ただし、二〇一六年にはＨＩＶ陽性と分かった妊婦の七六％が抗レトロウイルスの予防的投与を受けている。二〇〇五年には一五％だったので、大きな進歩だ。ボツワナ、南アフリカ、ナミビア、スワジランドのように九〇％を超えている国もあるが、一方で、ナイジェリアや南スーダンなどは三〇％程度にとどまっている。[25] 実施率が低いのは主に出産前相談の機会がないからだろう。ＨＩＶ陽性の女性が多い二〇カ国を見ると、検査とカウンセリングの普及率は南アフリカやザンビアでは九〇％を超えているのに、コンゴ民主共和国では九％と大きな開きがある。国連機関と米国政府は「エイズから自由な世代」を目指し、新生児のＨＩＶ感染をなくそうと呼びかけている。さまざまな点で理論的には可能だが、実現しようとすると、とりわけアフリカのいくつかの国では障害が大きい。

注射薬物使用者におけるＨＩＶ予防

注射薬物使用者に対するハームリダクション・プログラムは、ＨＩＶ感染の予防に非常に有効である。ハームリダクションとは、必ずしも薬物使用をやめなくとも、薬物使用に伴う保健、社会、経済的な被害を最小限に抑えることで対応しようとする方法のことだ。基本的にはヘロインなどアヘン系への依存に対し、ゆっくり作用し、陶酔性の低い合成麻酔薬（メサドンやブプレノルフィンを使うことが多いが、ヘロイン維持療法を提供している国もある）による代替療法の提供や清潔な注射針・注射器の提供、ＨＩＶと依存症治療へのアクセス確保などを組み合わせている。反薬物政策の成否は薬物使用者の減少によって測られる。これに対してハームリダクションプログラムの成否は、過剰摂取死亡者数、ＨＩＶやＢ、Ｃ型肝炎への感染、薬物関連の犯罪などの減少によって判断されることになる。

ハームリダクションはしばしば、不法薬物の使用をまったく認めず、薬物使用をやめさせることを目的にした古典的な反薬物政策と衝突することがある。ハームリダクションの考え方は一九八〇年代半ばに英国、オランダ、オーストラリアなどで登場した。薬物使用やそのリスクを高める行動をある程度までプラグマティックに容認するという点では、公衆衛生の伝統的な考え方の一つでもある。以下のようなカスケードで要約できるだろう。薬物を使用しないのが最善だが、もし使用するなら、危険の最も小さい薬物を使おう。薬物を注射しないのが最善だが、もし使用するなら、清潔な注射器を使おう。スイスはこの新しい方策を一九九〇年以来採用し、依存症政策の基盤を薬物使用の予防、依存症治療、ハームリダクション、法律による取締の四本柱としている。数多くの研究により、ハームリダクションは薬物使用者の間でのＨＩＶ感染を減らすことが明らかにされている。ただしこの効果は、コカインや合成薬物の両方をしばしば使用する人びとには負の影響を与えていることも考えられる。[26]重要なのは、注射針の交換が薬物使用の増加につながるわけではないことが、研究で明らかになっているという点だ。

　サハラ以南のアフリカを除けば、注射薬物使用が世界の新規ＨＩＶ感染の原因の二〇％を占めている。ＨＩＶがいまなお拡大している東欧・中央アジアでは突出した要因となっている。これまでの研究ではまた、薬物使用に対しもっぱら抑圧的な手段をとることは、かえってＨＩＶ感染を広げる結果になることが明らかにされてきた。薬物使用者は潜在化し、注射針や注射器の共用、無防備なセックスなどの傾向が強まり、しかも社会サービスの利用を避けるようになるからだ。ウクライナは旧ソ連諸国のなかでハームリダクション政策を大規模に採用している数少ない国の一つだ。もちろん、政策とその実施状況とは大抵同じではない。しかしハームリダクションの結果、ウクライナのＨＩＶ陽性率はいまなおヨーロッパで最も高いレベルではあるとはいえ、〇・九％前後で一定に抑えられている。二〇〇九年にウクライナでＨＩＶに感染した人の感染経路別の割合は、性感染四三％、薬物注射使用三五％であり、性感染の方が上回った。

薬物使用者の間でのＨＩＶ感染の流行に直面している国のうち、効果的な対策を採用している国は、いまだに一五％でしかない。清潔な注射針・注射器か代替療法のいずれか、あるいは両方の提供を（ロシアやタイのように）多数の国が拒んでおり、それが薬物使用者の間での流行を広げている。ロシアおよび旧ソ連の数カ国では、薬物使用者は非人間的な扱いを受ける。その多くではメサドン療法は違法とされており、政府は薬物使用者を逮捕して刑務所か脱薬施設に収容することを優先し、そこでは依存症に対するケアは何も行われていない。これに加えて薬物使用者は、抗レトロウイルス治療を受けることに関しても、あからさまな差別を受けている。(27) それでも、この極めて政治的に微妙な分野における政策変更が可能なことは、二〇〇五年六月に中国が劇的なかたちで示している。ハームリダクション対策を組織的に進めることを決定し、何百というメサドン・クリニックを開設していったのだ。しかし、ハームリダクション導入の一方で、抑圧的な政策と脱薬施設も維持されてはいた。米国では連邦政府が注射針交換プログラムの支援を行うべきか否かが大きな論争になった。そうしたプログラムへの連邦政府の助成が一九八八年以来、禁止されていたからだ。二〇〇九年には一時的に解除されたが、二〇一一年に議会が再び禁止を決定している。米国内の二〇〇の注射針交換プログラムの約八〇％は州や市の助成を受けている。初期段階から長期にわたって注射針交換プログラムが行われてきたニューヨーク市では、それによってＨＩＶに感染する薬物使用者が年間一万三千人から一五〇人へと減少している。

ハームリダクションは、科学的に証明されたＨＩＶ予防策が有害な政治力によってハイジャックされた悲しい実例の一つである。ハームリダクションは他の何よりも政治的勇気を必要としているのだ。

HIV予防の政治学

科学的な進歩とHIV予防の選択肢の増加にもかかわらず、HIVは世界全体でみると年間約一八〇万人のペースで新規感染が続いている。HIV予防対策が遅れをとっている大きな理由は、政治の意思の不在、不十分な資金、そして技術的、戦略的なリーダーシップの乏しさである。

エイズとの闘いが進展するときはほとんどいつも、政治的な好判断に大きく後押しされている(28)。逆に判断が悪かったり、判断を避けたりするときは常に、HIVに感染する人が増え、多くの人が亡くなる。ムベキ大統領時代の南アフリカのように、現実を頑なに否認するがゆえに政府が抗レトロウイルス治療へのアクセス提供を遅らせたり、国際ドナーがHIVの予防と治療への投資を渋ったり、コンドーム使用や薬物使用者のハームリダクションに反対したり、同性愛を法律で禁じたりという判断はすべて、HIVの予防と治療を妨げてきた。そうした判断は、政治的、宗教的その他の指導者、および社会の大方の人たちが、セックスやドラッグによって広がる流行に直面して感じる不安を反映している。一般的にHIV予防はモラルや信仰、社会的な伝統と抵触しやすく、抗レトロウイルス治療のアクセス提供と比べると、はるかに異論が多いのだ。したがって、人びとの命を守っていこうとするには、ときには世論に反することがあっても、それぞれの社会においてその時点で得られる最高の科学的根拠に基づき、社会正義を尊重する並外れたリーダーシップが必要である。そうしたリーダーシップが、多くの市民、とりわけ社会的に弱い立場に置かれている市民の生と死を分けることになるのだ。

加えて、基本的なサービスの基盤が整っていない状態では、最も簡単な対策を実施するのにも日々、さ一般的にＨＩＶ予防はモラルや信仰、社会的な伝統と抵触しやすく、抗レトロウイルス治療のアクセス提供と比べると、はるかに異論が多いのだ。したがって、人びとの命を守っていこうとするには、ときには世論に反することがあっても、それぞれの社会においてその時点で得られる最高の科学的根拠に基づき、社会正義を尊重する並外れたリーダーシップが必要である。そうしたリーダーシップが、多くの市民、とりわけ社会的に弱い立場に置かれている市民の生と死を分けることになるのだ。

まざまな困難に直面することになる。母子感染予防のように比較的、簡便で費用の安い対策でも、必要としている母子の多くに行き渡るようにするには非常に時間がかかるのだ。すでに述べたように、消極的な政策やお粗末な技術指導によってＨＩＶ予防の限られた資金が誤って使われるようなことがあれば、プログラムの効果は失われてしまう。ＨＩＶ予防は、科学的根拠が自動的に行動につながるものではないことを示す新たな実例の一つなのだ。たとえば、ＷＨＯがたばこ規制枠組条約（ＦＣＴＣ）を採択したのは二〇〇三年である。リチャード・ドールとオースチン・ブラッドフォード・ヒルがタバコと肺がんの関係を証明してから実に五〇年以上もかかっていた。[29]

構造的決定要因および性暴力

ＨＩＶの流行とその対策の進展に間接的に大きな影響を与える行動や構造的決定要因は数多くある。[30] Ｈ

IV感染への脆弱性を促す因子はさまざまであり、ジェンダーの不平等、失業、貧困、社会支援へのアクセス、教育水準、人権などが影響しているからだ。HIVに関連した偏見や差別も、予防や検査、治療へのアクセスを妨げ、脆弱性を高めることになる。それぞれの状況のなかで何を優先してエイズ対策のプログラムを進めるのか。それを判断するには、こうした複雑な要素を理解しておかなければならない。ある状況のもとでは法改正が決定的要因になるかもしれないが、別の状況では薬物使用者に対する警察官の暴力をやめさせるほうが重要なこともある。

女性に対する暴力は、世界各地で広く見られ、しかも一貫してHIV感染のリスクを増大させている(31)。たとえば、南アフリカの東ケープ州で行われた研究(32)では、パートナーからの性暴力を受けている若い女性は、自らの性生活とHIV感染の予防にほとんど決定権を持てず、他の女性よりHIVに感染しやすい状態に置かれている。また、同性愛者憎悪の感情に基づく暴力は多くの社会にはびこっており、男性同性愛者を対象にしたHIVプログラムの実施を大きく妨げている。

コンビネーション予防には、HIV感染の構造的要因に対応することが不可欠である。ただし、その内容や優先度はそれぞれの地域の状況によって異なる。女性に対する暴力を減らすプログラムや現金を支給するプログラムなどはその実例だろう(33)。後者の場合なら与えられた現金は食費や教育費、医療費、交通費などに使うことができる。マラウイで行われた比較対照研究によると、若い女性が学校でしっかり勉強すれば毎月一〇ドル相当の現金を支給するようにしたところ、対照群に比べ、早期結婚が四〇%、望まない妊娠が三〇%、早期の性行動が三八%下がるという結果になった。もう一つの手段として、南アフリカでは、農村部の貧しい女性に対し、教育とマイクロファイナンス〔小口金融〕を提供した(34)。二年後には男性パートナーからの暴力は五五%減少したが、コンドーム使用やHIV新規感染には何の効果もなかった。

アルコール乱用は性暴力とＨＩＶの感染リスクの両方に関連しているので、乱用対策のそうしたリスクへの影響を評価し、コンビネーション予防に組み込んでいくことが重要である。

ケニアにおける別の事例[35]は構造的要因の重要性を示している。一八歳の少女の一五％がＨＩＶに感染しており、同じ年齢の少年より八倍も陽性率が高い状況のもとで、学校に通う少女たちに無償で制服を支給したところ、それまで通り制服を購入しなければならない少女たちに比べ、学校の成績が上がり、妊娠は減った。もう一つ、学校に通う少女たちに対し、年長の男性とセックスした場合、同年代の少年とのセックスより相対的にリスクが高いことを説明する方法も効果的だ。この結果、望まない妊娠は減少した。

ＨＩＶ予防に大きく影響する社会規範を変えるには、何年もかかる。文化的、政治的な配慮に加え、効果が出るのに長い時間が必要なことも、こうした方法が無視されてきた大きな理由だろう。そうしたプログラムにもっと投資を増やし、目に見える結果を出すには必要なら一〇年くらい継続しなくてはならない。この分野で優先すべきは、ジェンダーに基づく暴力、および同性愛に対する法的、社会的な差別をなくすことである[36]。エイズ２０３１コンソーシアムはＨＩＶに感染する行為や、売買春、同性間の性関係を犯罪として扱わないことを含め、すべての国に対し最小限の法的枠組みの整備を行うことを提言している。この枠組みにはもちろん、注射薬物使用者へのハームリダクション手段の提供を妨げないことも含めるべきである。

最後に、いかなるＨＩＶプログラムにおいても、成功には支援的な法環境が不可欠なことはあげておかなければならない[37]。注射薬物使用者に対するハームリダクションを禁止し、同性間の関係を禁じ、売買春を地下に潜らせ、コンドームの奨励を制限するような法律はすべて、ＨＩＶ予防の大きな妨げになる。支援的な法環境が整っていても、法の執行がきちんとなされず、エイズ対策の土台が崩れてしまうこともあり得る。

HIV予防の革新《ルネッサンス》

効果的なＨＩＶ予防対策を大規模に進めていくうえで、責任と指導力の欠如が依然、世界中で大きな壁になっている。ここ数年、対策は治療へのアクセスに力を集中させてきた。何百万というＨＩＶ陽性者の生命を救うために不可欠なことである。抗レトロウイルス治療はＨＩＶ感染のリスクを低減させるということが分かり、治療が普及すればエイズ終結は近いという主張も聞かれるようになった。だが、エイズおよびＨＩＶ感染の流行終結は明らかに私たちの強い願いであるとはいえ、現在の手段と努力のレベルでは、わけても有効なワクチンが得られない限り、実現するのは難しい。次の一〇年あまりの間に可能なことは、現在のＨＩＶの世界的大流行《パンデミック》を多くの社会とコミュニティで、限定的な地域レベルの流行に抑えていくことだろう。それと同時に、ＨＩＶ予防の効果をより高めていくには、予防ワクチンの開発を含む研究と開発を一段と進めていかなければならない(38)。

ＨＩＶ予防の成功はまだ非常に危うく、感染の再拡大が起こる恐れがある。ウガンダのような国の状況や、欧米の男性とセックスをする男性のコミュニティで見られた現象がそれをよく示している。それゆえに、私たちの資金策と介入策では世界の流行を制御できなくなってしまう前に、コンビネーション予防と抗レトロウイルス治療を大幅に強化する機会は、かなり限られているだろう。地域でも世界でも、決然とした指導力が求められていることに加え、ＨＩＶ予防の新たな局面に対応するには戦略的、戦術的な革新《ルネッサンス》も必要だろう。私たちがしなくてはならないのは、個々の介入やツールの限界を認め、最も効果的

> 私たちの資金策と介入策では世界の流行を制御できなくなってしまう前に、コンビネーション予防と抗レトロウイルス治療を大幅に強化する機会は、かなり限られているだろう。地域でも世界でも、決然とした指導力が求められていることに加え、HIV予防の新たな局面に対応するには戦略的、戦術的な革新《ルネッサンス》も必要だろう。

な組み合わせをそれぞれの小規模な流行に即して工夫すること、新規感染が多い地域や弱い立場に置かれている集団を見極め資源を集中させること、プログラムの提供を大胆に進めること、流行の拡大要因に変化があれば、戦略と対策を常に即応させることである(39)。こうした方向への戦略転換には、現在の成果を踏まえなくてはならないのは明らかだが、同時に根本的な構造改革が必要だろう。

注

(1) A. S. Fauci, "An AIDS-Free Generation Is Closer than We Might Think," *Washington Post*, July 12, 2013.

(2) Q. Abdool Karim et al., "Effectiveness and Safety of Tenofovir Gel, an Antiretroviral Microbicide, for the Prevention of HIV Infection in Women," *Science* 329 (2010): 1168-1174.

(3) R. M. Grant et al., "Preexposure Chemoprophylaxis for HIV Prevention in Men Who Have Sex with Men," *New England Journal of Medicine* 363 (2010): 2587-2599.

(4) R. M. May and R. M. Anderson, "Transmission Dynamics of HIV Infection," *Nature* 326 (1987): 137-142.

(5) UNAIDS, *UNAIDS World AIDS Day Report* (Geneva: UNAIDS, 2012).

(6) UNAIDS, *UNAIDS Report on the Global AIDS Epidemic* (Geneva: UNAIDS, 2010).

(7) T. B. Hallett et al., "Declines in HIV Prevalence Can Be Associated with Changing Sexual Behaviour in Uganda, Urban Kenya, Zimbabwe, and Urban Haiti," *Sexually Transmitted Infections* 82 (2006): i1-i8; T. B. Hallett et al., "Assessing Evidence for Behaviour Change Affecting the Course of HIV Epidemics: A New Mathematical Modelling Approach and Application to Data from Zimbabwe," *Epidemics* 1 (2009): 108-117.

(8) M. Potts et al., "Reassessing HIV Prevention," *Science* 320 (2008): 749-750.

(9) Helen Epstein, *The Invisible Cure: Africa, the West, and the Fight against AIDS* (London: Penguin, 2007).

(10) J. S. G. Montaner et al., "The Case for Expanding Access to Highly Active Antiretroviral Therapy to Curb the Growth of the HIV Epidemic," *Lancet* 368 (2006): 531-536; K. M. De Cock et al., "Can Antiretroviral Therapy Eliminate HIV Transmission?" *Lancet* 373 (2009): 7-9.

(11) P. Piot et al., "Coming to Terms with Complexity: A Call to Action for HIV Prevention," *Lancet* 372 (2008): 845-859.

(12) E. Duflo et al., "Education and HIV/AIDS Prevention: Evidence from a Randomized Evaluation in Western Kenya" (World Bank Policy Research Working Paper 4024, 2006).

(13) *UNESCO, SIDALAC, PAHO Report of AIDS Cases*, 2010.

(14) C. Beyrer et al., "The Expanding Epidemics of HIV Type 1 among Men Who Have Sex with Men in Low- and Middle-Income Countries: Diversity and Consistency," *Epidemiologic Reviews* 32 (2010): 137-151.

(15) M. S. Cohen et al., "Prevention of HIV-1 Iinfection with Early Antiretroviral Therapy," *New England Journal of Medicine* 365 (2011): 493-505.

(16) T. C. Quinn et al., "Viral Load and Heterosexual Transmission of Human Immunodeficiency Virus Type 1," *New England Journal of Medicine* 342 (2000): 921-929.

(17) J. Birungi et al., "Lack of Effectiveness of Antiretroviral Therapy (ART) as an HIV Prevention Tool for Discordant Couples in Rural ART Program without Viral Load Monitoring in Uganda" (19th International AIDS Conference, Washington, DC, Abstract TUAC0103, 2013).

(18) UNAIDS, AIDS Info, Data Sheet, Treatment cascade, People living with HIV receiving ART (%)/New HIV Infection, HIV incidence per 1000 population. http://aidsinfo.unaids.org/

(19) Q. Abdool Karim et al., "Effectiveness and Safety of Tenofovir Gel, an Antiretroviral Microbicide, for the Prevention of HIV Infection in Women," *Science* 329 (2010): 1168-1174.

(20) P. Piot and T. C. Quinn, "Response to the AIDS Pandemic – A Global Health Model," *New England Journal of Medicine* 368 (2013): 2210-2218.

(21) B. Auvert et al., "Randomized, Controlled Intervention Trial of Male Circumcision for Reduction of HIV Infection Risk: The ANRS 1265 Trial," *PLoS Medicine* 2 (2005): e298.

(22) D. W. Cameron et al., "Female to Male Transmission of Human Immunodeficiency Virus Type 1: Risk Factors for Seroconversion in Men," *Lancet* 2 (1989): 403-407.

(23) E. M. Connor et al., "Reduction of Maternal-Infant Transmission of Human Immunodeficiency Virus Type 1 with Zidovudine Treatment," *New England Journal of Medicine* 331 (1994): 1173-1180.

(24) World Health Organization, *Consolidated Guidelines on the Use of Antiretroviral Drugs for Treating and Preventing HIV Infection: Recommendations for a Public Health Approach* (Geneva: World Health Organization, 2013).

(25) UNAIDS, AIDS Info, Data Sheet, Elimination of mother-to-child transmission, Coverage of pregnant women who receive ARV for PMTCT. http://aidsinfo.unaids.org/

(26) Committee on the Prevention of HIV Infection among Injecting Drug Users in High-Risk Countries,

Preventing HIV Infection among Injecting Drug Users in High-Risk Countries: An Assessment of the Evidence (Washington: The National Academies Press, 2006).

(27) Human Rights Watch and the International Harm Reduction Association, *Drugs, Punitive Laws, Policies, and Policing Practices, and HIV/AIDS*, 2009. (http://www.hrw.org/fr/news/2009/11/30/drugs-punitive-laws-policies-and-policing-practices-and-hivaids)

(28) P. Piot, S. Russell, and H. Larson, "Good Politics, Bad Politics: The Experience of AIDS," *American Journal of Public Health* 97 (2007): 1934-1936.

(29) R. Doll and A. B. Hill, "Smoking and Carcinoma of the Lung," *British Medical Journal* 2 (1950): 739-748.

(30) G. R. Gupta et al., "Structural Approaches to HIV Prevention," *Lancet* 372 (2008): 764-775.

(31) K. M. Devries et al., "The Global Prevalence of Intimate Partner Violence against Women," *Science* 340 (2013): 1527-1528.

(32) R. K. Jewkes et al., "Intimate Partner Violence, Relationship Power Inequity, and Incidence of HIV Infection in Young Women in South Africa: A Cohort Study," *Lancet* 376 (2010): 41-48.

(33) S. Baird et al., "The Short-Term Impacts of a Schooling Conditional Cash Transfer Program on the Sexual Behavior of Young Women," *Health Economics* 19 (2010): suppl. 55-68.

(34) P. M. Pronyk et al., "Effect of a Structural Intervention for the Prevention of Intimate-Partner Violence and HIV in Rural South Africa: A Cluster Randomised Trial," *Lancet* 368 (2006): 1973-1983.

(35) E. Duflo et al., "Education and HIV/AIDS Prevention: Evidence from a Randomized Evaluation in Western Kenya" (World Bank Policy Research Working Paper 4024, 2006).

(36) S. M. Bertozzi et al., "Making HIV Prevention Programmes Work," *Lancet* 372 (2008): 831-844.

(37) Global Commission on HIV and the Law, *HIV and the Law: Risks, Rights & Health* (New York: UN

Development Programme, 2012).

(38) J. Esparza, "A Brief History of the Global Effort to Develop a Preventive HIV Vaccine," *Vaccine* 31 (2013): 3502-3518.

(39) A. Jones et al., "Transforming HIV from Pandemic to Low Endemic Levels: A Public Health Approach to Combination Prevention," *Lancet* 384 (2014): 272-279.

第七章　エイズの経済学

保健課題全般にいえることではあるが、ＨＩＶの流行も経済的な観点からとらえる必要がある。社会的、公衆衛生的な側面に加え、エイズの経済的な影響、および対策のコストについては、国内および国際的な政治課題として議論しなければならない。

エイズの流行の経済的な拡大要因

一般論として、貧困層は富裕層よりも疾病から受ける影響が大きい。世界全体で、乳児死亡率や循環器疾患、糖尿病、結核、妊産婦死亡などはそうなっている。経済以外の面でもたいていそうなのだが、エイズに関しては事情が異なる。経済状況とこの病気との関係はより複雑に見える。これはおそらくセックスが主要な感染経路になっているからだろう。病気に対する脆弱性は社会状況と保健サービスへのアクセスでおおむね決定されるというのが古典的な考え方だったが、エイズにはそれは当てはまらない。世界で最も貧しい地域であるサハラ以南のアフリカは、ＨＩＶ感染の深刻な地域でもあるが、そのなかでＨＩＶ陽性率が最も高いのは、最も豊かな南部アフリカ地域なのだ。ジニ係数（0だと格差はなく、1に近づくほど格差が大きい）で示される社会内の経済格差のほうが、ＨＩＶ感染拡大を促す要因として収入額より大きいようだ。一般にＨＩＶ陽性率と新規感染率は国内総生産（ＧＤＰ）とはあまり関係なく、ジニ係数とＨＩＶ陽性率の間には絶対的とはいえないものの、何らかの強い相関関係がある。[1] 経済的な格差が極めて大きいサハラ以南のアフリカ諸国では、ＨＩＶ感染率が最も高い。ただし、そうした国のほとんどは南部アフリカでも大きな鉱業資源を有する国である。経済格差とＨＩＶ感染拡大のこうした関係はアフリカでのみ見られる現象で、そこでは感染のほとんどが異性間の性感染で占められ、しかも成人のＨＩＶ陽性率が二％を超えている。バランスのとれた社会資本があり、おそらくは活力もあるより平等な社会なら、性感染にもっとうまく対応することができるのかもしれない。ヨーロッパ、アジア、南北アメリカのように流行がリスクの高い集団に集中している国々でも、影響はすべての社会階層に及んでいる。ただし、ベトナムや中国のような国からは、最も感染リスクが高いのは三つのＭ（Mobile Men with Money：大金を持って移動する男たち）だといった逸話的な報告も伝えられている。

すでに指摘したように、南部アフリカの労働形態、とりわけ鉱業部門の形態が、ＨＩＶ感染の拡大には大きな影響を与えていたとみられる。若い男が大勢集められて危険な仕事に就かされ、同性ばかりでひしめき合って生活し、家族やコミュニティからは遠く離れている。そうした環境がＨＩＶのように性感染するウイルスの蔓延には特別な機会を提供することになった。とりわけアパルトヘイト体制の下で、あるいは植民地支配が終わったばかりで、予防や治療のプログラムがまだ導入されていない状態ではなおさらそうなる。

教育レベルとＨＩＶ感染との関係を示すデータも同様に複雑である。サハラ以南のアフリカにおけるＨＩＶ陽性率と教育の程度との関係について、初期の多くの報告では、感染は教育程度の低い人よりも高い人に多く見られるとされた。お金を持っている男性のほうがセックスパートナーの数は多いからだと考えられた。しかし、女性の場合は国によってかなり異なっており、売春の影響をより大きく受けるのは、最も貧しい女性たちだ。だが、ＨＩＶ予防プログラムが開発され、社会がそれを広く受け入れるようになると、教育程度の高い男女に比べれば、低い男女のほうに感染が増えていった。たとえば一九八〇年代のブラジルとニカラグアでは、大多数の感染が高卒以上で経済的にも豊かな層で起きていたが、一九九〇年代の半ばには新規ＨＩＶ感染の三分の一を占めるにとどまっている。こうした傾向はおそらく、教育が高く、豊かな層は、情報とサービスを得やすく、予防のための対応ができたからだと考えられる。治療も容易に受けることができた。

性別による不平等がＨＩＶ感染の拡大に大きく影響していることは明らかだ。サハラ以南のアフリカでは、女性の感染は男性よりも多い。とくに一〇代の少女は同年代の少年の六倍も多く感染している。研究によると、これらの若い女性は同年代の男性からではなく、多くは年長の男性から感染したとみられる。

性別による不平等がＨＩＶ感染の拡大に大きく影響していることは明らかだ。サハラ以南のアフリカでは、女性の感染は男性よりも多い。とくに一〇代の少女は同年代の少年の六倍も多く感染している。研究によると、これらの若い女性は同年代の男性からではなく、多くは年長の男性から感染したとみられる。

さらに、女性や性的少数者に対する暴力が広がっていることが、女性や男性同性愛者のＨＩＶ感染に対する脆弱性を増大させている。

経済開発も逆説的なかたちで、ＨＩＶ感染の拡大要因になる。たとえばジンバブエが経験したように、大きな経済後退がＨＩＶ陽性率の低下につながることがある。失業や飢餓、治安の悪化などによって可処分所得が大きく減り、社会活動も停滞すると、男性は同時期に多数の相手と関係を持つことができなくなる。一方でＨＩＶ予防プログラムは国際社会の支援を受けているので、コミュニティベースの組織を通じて継続される。中国、ベトナム、マレーシアなどアジア諸国では経済成長がＨＩＶ感染を広げる役割を果たしている。商業的なセックスや薬物使用も増加するからだ。

エイズの経済に対する影響

流行の影響を大きく受けている社会では、人的、社会的資源、家計、企業活動、医療費、貯蓄、投資などの面で、経済が大きな影響を受ける。一九九〇年代にはエイズの経済的影響は一般的に、ＨＩＶ陽性率の低い国で過大に評価され、南部アフリカでは過小に評価されていた。ＨＩＶが主にハイリスク集団内にとどまっている国では、社会全体に与えるエイズの影響もそれほど大きくはない。マクロ経済の観点からは影響を無視してもかまわないだろう。ただし、都市単位やゲイ人口層などのコミュニティ単位では厳しい影響を受けるところもある。家族に対する影響という分野では、整理された記録がある。エイズは至るところに等しく影響を与えるわけではない。たとえば移住労働者に労働力を依存するビジネスは、最も大きく影響を受けることになる。

マクロ経済に対するエイズの影響

ＨＩＶ感染のマクロ経済に対する影響については数多くの研究結果が発表されているが、影響のレベルが十分に計量しきれていない部分も多く、誤差の範囲が大きい。とりわけ長期的な結果や波及効果は十分に測られていない。抗レトロウイルス治療が広く普及してきた現状から振り返ると、エイズのマクロ経済的な影響に関する過去の推計は過大ではないかと思える。世界銀行はボツワナを含む南部アフリカ地域の流行による経済的な影響についていくつかの研究を行っている。ボツワナは人口一六〇万で、抗レトロウイルス治療普及以前の二〇〇〇年前後にはＨＩＶ陽性者が最多の推計では成人人口の二五％を占めていた。それまでの一〇年間で平均余命が二五年も短くなり、経済成長率は毎年一・五％ずつ低下していた。同じようにナミビアでも国内総生産は年間一・一％のマイナスとなり、南アフリカも〇・三〜〇・四％のマイナスだった[2]。こうしたマクロ経済モデルは国民総生産という単一の指標に基づいている。そのことが実質的にエイズの経済的な影響を過小評価させていたのかもしれない。産業、教育や保健といった分野で質の高い労働力を補充するのは困難なこと、非公式な経済への影響があることなどは計算に入らないからだ。直接コスト（たとえば治療や葬儀の費用、貯蓄の減少など）および間接コスト（生産性の低下や労働力供給など）の要素も考慮に入れる必要がある。治療が受けられるようになる以前は、若年成人の死亡が人口動態に与える影響も小さくはなかった。

マクロ経済一般に与える影響に加え、知識の伝達や社会資本などの世代間継承の断絶および開発への影響は、流行の打撃が大きいコミュニティではとくに深刻だった。繰り返せば、抗レトロウイルス治療の到来以前はそうした状態だったのだ。二〇〇四年には国際労働機関（ＩＬＯ）が「経年的には、貯蓄率の低下が投資を縮小させ、全体的な成長を鈍化させ、雇用を抑えることになり、貧困化が進む可能性がある」

マクロ経済一般に与える影響に加え、知識の伝達や社会資本などの世代間継承の断絶および開発への影響は、流行の打撃が大きいコミュニティではとくに深刻だった。

と推測している。[3] エイズが家庭に与える影響では、子供たちが学校に通えなくなるリスクをあげた研究もいくつかある。教育の機会を奪われ、不安定な状態のなかで、子供たちのＨＩＶ感染のリスクは高まる。

エイズが個人や家庭やコミュニティに与えた影響を最初に詳しく調べた研究の一つに、一九九一〜九三年にかけて、タンザニアのビクトリア湖沿岸にあるカゲラ地区の調査がある。[4] 貧困家庭のなかで若い成人が死亡すると、食費が三分の一以上減り、家計消費も一五％以上減少する。もう少し貧しくない層では、葬儀費用のため逆に支出は増える。葬儀を数週間続けることが慣習になっているところもあり、親戚にまでかなり負担がかかることもある。年間収入、あるいは数年分の収入に相当する額が必要なこともあるほどだ。若い人が一年のうちに何人も亡くなるような状態を考えれば、エイズがいかに大きな影響を親戚中に与えるかが分かるだろう。農業生産も激減させかねない。国連食糧農業機関（ＦＡＯ）が二〇〇二年にスワジランドの小規模農家を対象にして行った調査によると、ＨＩＶ感染の影響で耕地が三四％放棄され、トウモロコシの生産は五四％、家畜の数は二九％減少している。エイズの影響を受けたケニアとルワンダの農家では、換金作物を放棄し、労働集約度の低い自給農業に切り替えることもあった。[5]

二〇〇二年には、南アフリカの世帯月収に占める医療費の割合が、全国平均で四％だったのに対し、エイズ患者がいる家庭ではおおむね三四％を占めていた。インタビューに応じた世帯の半数は、とくに農村地帯では、食糧にも事欠く状態だと答えている。乏しい家財や家畜、土地などを売りに出さなければならない家庭もあり、貧困は何世代にもわたって続くことになる。インドでは、富裕層のエイズによる家計負担が年収の二〇％なのに対し、抗レトロウイルス治療へのアクセスがない貧困層では八二％に達している。抗レトロウイルス治療へのアクセスはＨＩＶ陽性者の生命を救うだけでなく、経済的、社会的な生活状況を、家族レベルでも、コミュニティレベルでも、国レベルでも、劇的に改善しているのだ。

遺児世代

エイズの流行は主に成人に広がっているが、結果として多くの子供たちが、父親もしくは母親、あるいはその両方を失い、取り残されることにもなる。ＵＮＡＩＤＳの推計では、世界のエイズ遺児数は一、五〇〇万人に達し、その八〇％がアフリカに集中している。こうした子供たちが親戚に預けられることも多い。アフリカ七カ国で行った最近の調査では、そのことが家族の、とりわけ祖父母、とくに祖母の大きな負担になっているとされる。父親または母親、あるいは両親を失った子供を育てるのは、通常は女性である。遺児を育てることは年配の女性、たいていは祖母が世帯主の場合、とりわけ厳しい。自分の子供が病に倒れたり、死亡したりすれば、遺児や弱い立場の子供の世話をし、教育をするのは祖母であることが当たり前のようになっている。自分が二世代分の親になろうとは思ってもいなかっただろう。タンザニアでは遺児の約四〇％を祖母が育てている。ウガンダでは四五％、ケニアでは五〇％以上、ナミビアとジンバブエではほぼ六〇％である。貧困国では、年配の女性は貧しく、社会から排除されやすい立場であることが多い。男性を優遇する差別は、雇用、財産、相続法などの不平等をもたらし、年配の女性は老齢に至るまで働くことを強いられる。夫が死亡した後、年配の女性はたいてい非正規雇用の重労働で手にするわずかな収入で暮らさなければならない。たとえば、ＦＡＯによればウガンダの未亡人は夫の死による収入減アフリカ七カ国で行った最近の調査では、そのことが家族の、とりわけ祖父母、とくに祖母の大きな負担になっているとされる。父親または母親、あるいは両親を失った子供を育てるのは、通常は女性である。遺児を育てることは年配の女性、たいていは祖母が世帯主の場合、とりわけ厳しい。自分の子供が病に倒れたり、死亡したりすれば、遺児や弱い立場の子供の世話をし、教育をするのは祖母であることが当たり前のようになっている。自分が二世代分の親になろうとは思ってもいなかっただろう。

を補うために一日二時間から四時間多く働いていた。スワジランドとボツワナにおける急激な遺児の増加は、それ自体が経済的な負担であるだけでなく、遺児が多数を占める社会の将来を危うくしている。複数の研究によると、遺児は他の子供たちに比べ、通学率が一〇～一五％低くなっている。

遺児および弱い立場の子供たちを助ける最も有効な戦略には、医療、教育の無償化や食糧支援などがある。二〇一〇年にはサハラ以南のアフリカで何らかの支援が受けられる遺児は一五～二〇％にとどまっていた。子供を抱えた未亡人や祖母に対しても、収入を増やすためにマイクロクレジットを利用できるようにする必要がある。ケニアとザンビアでは、未亡人にとってより公正になるよう相続法が改正され、遺児の生活が改善されている。

生産性およびサービスに対する影響

ＨＩＶ陽性率の高いアフリカ諸国では、公的部門も、民間部門も、労働者の恒常的な欠勤によるコストの増大、生産性の低下、人員補充と技術研修の困難、そして医療サービスの低下などに直面している。南部アフリカの医療機関では、もともと慢性的に人員が不足していたところに、エイズ流行への対応をどこよりも求められたが、流行は医療従事者自身をも直撃した。たとえばボツワナでは、一九九九年から二〇〇五年の間にエイズで医療従事者の一七％を失っている。教育界が受けた打撃も非常に大きい。タンザニアでは経験豊かな四〇歳以上の教員四万五千人が失われ、新任教員を補充しなければならなかった。経済的に最も大きな影響があったのは大規模農場、鉱山、輸送など、家族と離れて出稼ぎをする男性に労働力を大きく頼っていた部門だろう。これらの業界ではエイズの流行で運営コストが二〜一〇％上昇している。

ＨＩＶは幹部職員にも影響を与えている。たとえば南部アフリカの銀行では、恒常的欠勤、新規被雇用者の採用と研修などが、エイズにより余儀なくされた追加的支出の大きな部分を占めた。抗レトロウイルス治療へのアクセスがもっと拡大すれば、こうした経済への影響は大きく減らすことができる。サハラ以南のアフリカでは、政府が抗レトロウイルス治療を提供する以前に、ハイネケン、スタンダードチャータード銀行、アングロ・アメリカン、デブスワナ、デビアスといった大手企業が、ＨＩＶ陽性の被雇用者を対象にした予防と治療をしばしば提供してきた。こうしたプログラムは通常、人命と生産性の観点から利益をもたらすものだった。南アフリカの国営電力会社Ｅｓｋｏｍは、ＨＩＶプログラムの実施で従業員のＨＩＶ陽性率が全国平均より低くなったと報告している。

エイズ対策資金の確保

エイズの流行は、財政に与える影響が膨大なだけでなく、流行を抑えるための費用も巨額になる。それでも、おしなべて保健への投資は十分に採算がとれるものなのだ(6)。エイズの場合、抗レトロウイルス治療による個人、家庭、コミュニティに対する好影響は、すでに明らかにしたように、即座にもたらされる。加えて、対象を的確に定めた投資枠組みを用いれば、大きな初期投資の後で、予防と治療に必要な資金は減少していくことになる。HIVの新規感染が次第に減少し、最終的には治療のコストも減るからだ。(7) 現実には、現在のレベルのエイズ対策資金を今後数十年にわたって確保しなければならないが、そうすれば、資金を減額しても新規感染と死亡が再び増加することはないポイントに到達することができる。エイズの流行に大きな打撃を受けている最貧国に対して、国際的な支援を継続する必要があるということだ。［二〇一六年に国連総会で採択された政治宣言では］二〇二〇年には低・中所得国のエイズ対策に年間約二六二億ドルが必要とされているが、UNAIDSによると、二〇一六年に確保できた資金は約一九一億ドルにとどまった。それでも、エイズと闘うための世界の資金確保額は、二〇〇〇年当時は数十万ドルだったことを考えると大きく増えている。この結果、予防と治療の両方のプログラムが拡大し、何百万という人の生命が救われたのだ。

資金はどこから来るのか。多くの人が考えているのとは異なり、エイズ対策資金はすべてをヨーロッパ、米国、日本の納税者が負担しているわけではない。エイズの流行に大きな影響を受けている国も自らの資金負担を増やしており、二〇一二年には資金の五〇%以上を拠出している。支出が多いのはナイジェリア、南アフリカ、インドである。しかし、アフリカの低所得国ではエイズ対策への財政負担が膨大で、国家予算だけではいかんともしがたい、というのが実情だ。たとえば、ザンビアのような国では、HIVの治療と予防だけで二〇三〇年まで毎年、GDPの三〜四%も支出しなくてはならず、国家予算にとって法外な負担となる。(8) サハラ以南のアフリカのエイズ対策は今日、資金のほぼ四分の三を国際援助に頼っており、国によってはほとんどすべての患者の治療が国際資金でまかなわれている。一般的にラテンアメリカ、東欧、およびほとんどのアジア諸国では、自国のエイズ対策をそれほど国際援助に頼ってはいない。世界のエイズ対策にとって、米国は突出して大きな資金提供者であり、二国間、多国間の援助をあわせて、二〇一二年には国際的貢献の六〇%を負担している。英国、フランス、ドイツ、日本がそれに次いでいる。民間で最大の貢献をしているのはビル&メリンダ・ゲイツ財団であり、研究や各国のプログラムだけでなく、グローバルファンドにも支援を行っている。

世界のエイズ対策の資金メカニズムとしては、グローバルファンドと米大統領エイズ救済緊急計画（PEPFAR）が飛び抜けて大きい。PEPFARはグローバルファンドの中心的な資金拠出者でもある。グローバルファンドへの拠出は主に各国の政府と議会によって金額が決められるが、その先鞭をつけたのは米議会だ。民主、共和の二大政党がともに世界的なエイズ対策への貢献を支持しており、二〇〇四年のPEPFAR創設から一七年までの間に七二〇億ドルを支出し、そのうちの一三〇億ドルはグローバルファンドへ拠出されている。グローバルファンドの資金は一時、減少したものの、二〇一六年の増資会合ではマーク・ダイブル事務局長の強いリーダーシップのもとで、二〇一七〜一九年の資金として一二九億ドルの拠出誓約を取り付けることができた。ダイブルはジョージ・W・ブッシュ政権時代に米国の地球規模

資金はどこから来るのか。多くの人が考えているのとは異なり、エイズ対策資金はすべてをヨーロッパ、米国、日本の納税者が負担しているわけではない。エイズの流行に大きな影響を受けている国も自らの資金負担を増やしており、二〇一二年には資金の五〇%以上を拠出している。支出が多いのはナイジェリア、南アフリカ、インドである。

エイズ運動はグローバルファンドという多国間資金メカニズムを生み出している。今日ではすでに伝統的な二国間、多国間資金とともに、しっかりとした地位を確立している。GAVIアライアンス（ワクチン予防接種世界連盟）も同じようなかたちで運営されているもう一つの重要な資金メカニズムである。

エイズ調整官として活躍した人物だ。

エイズ運動はグローバルファンドという多国間資金メカニズムを生み出している。今日ではすでに伝統的な二国間、多国間資金とともに、しっかりとした地位を確立している。GAVIアライアンス（ワクチンと予防接種のための世界連盟）も同じようなかたちで運営されているもう一つの重要な資金メカニズムである。グローバルファンドは受益国主導の計画提案、計画の技術的精査、成果重視の支出、運営・財政面での透明性の確保などを特長としている。グローバルファンドの透明性は模範的であり、そのことはいくつかの補助金受領者の不正事例の公表、および失われた資金を回収するための対応策にはっきりと示されている。保健分野における不正は高所得国も含め、世界的な現象となっているのだ。[9] グローバルファンドの資金を受けている一四〇カ国のなかには、トランスペアレンシー・インターナショナルの腐敗認識指数のワースト二五カ国中二三カ国が含まれているが、いくつかの事例には欧米や日本の物品納入業者も関与していた。

困難な選択

ＨＩＶ／エイズ対策への資金配分をめぐる議論は多い。議論が集中するのは、ＨＩＶへの投資は他の保健課題に比べて巨大であり、そこに合理性はあるのか、予防と治療はどちらがより重要なのか、といったことだ。

二〇一〇年版「世界の疾病負担研究」によると、ＨＩＶ／エイズは疾病負担で五位、死亡原因で六位となっている。だが、サハラ以南のアフリカでは、死亡および健康喪失の原因でともに二位となっている。[10]また、南部アフリカ、およびいくつかの東部アフリカ諸国では、ＨＩＶ感染症が飛び抜けて大きな死亡原因であり、疾病である。さらに感染性があることから、継続的に流行が拡大するリスク、社会の不安定化をもたらすリスクを抱えている。公衆衛生分野への資金配分は極めて重要であり、費用対効果の高い方策は存在している。これらを総合して熟考すれば、各国の国内予算や国際投資がエイズ対策に向けられることは十分に正当化できる。他の感染症や慢性疾患、あるいは保健サービス全体と比べ、エイズ対策には過剰に資金が投入されているといった批判はこれまでにも常にあった。ＨＩＶ感染が非常に低いレベルにある国のなかには、こうした指摘があてはまることもあるかもしれない。しかし実際は、ほとんどまではいわないものの、多くの国において、保健分野への予算は現実に不十分であり、政府は保健に支出する約束を果たせていない。たとえば、二〇〇一年のアブジャ宣言はアフリカ諸国の政府に対し、国の予算の一五％を保健分野にあてるよう求めているが、それを満たしている国は二、三カ国しかない。したがって、真に問われるべきなのは、エイズ資金は過剰か否かではなく、他の保健課題やサービスへの資金もともに増やすにはどうしたらいいのか、ということである。

財政的な判断は、可能な限り疾病負担や対策への投資に対する見返りといったエビデンスに基づいて行わなければならないのだが、政治のプロセスにはそれぞれの社会の力関係が反映されることになる。国にしたがって、真に問われるべきなのは、エイズ資金は過剰か否かではなく、他の保健課題やサービスへの資金もともに増やすにはどうしたらいいのか、ということである。

よっては市民社会や経済界の影響が大きいこともある。国レベル、あるいは国際的なレベルでの政策決定で危ぶまれるのは、ＨＩＶの影響を強く受けている特定の小さな集団がスティグマの対象にされ、非合法な存在とされているために、そのニーズが無視されてしまうことだ。このことが結果として、差別を拡大するだけでなく、エイズ対策全体を台無しにしてしまうこともある。

エイズ運動による二次的な利益として、グローバルファンドを通じ、長い間顧みられなかったマラリアと結核という二つの疾病対策への資金確保が、大いに促進されたことがあげられる。グローバルファンドは、エイズ対策に向けて構想された資金メカニズムだったが、現在では米国大統領マラリア・イニシアティブとともに、この三大感染症対策の国際資金のほとんどを担っている。

エイズ対策のなかでの資金配分は、治療対予防の、そしてさまざまな予防活動の間での配分のあり方を中心に、長い間論争が続いてきた課題だ。抗レトロウイルス治療の導入に対して、資金拠出機関や公衆衛生専門家、各国保健省が長年にわたって続けてきた抵抗には、新たなミレニアムが始まる頃には終止符が打たれた。抗レトロウイルス治療が予防にも効果があることが示された以上、対立は終わってしかるべきだったのだが、振り子があまりにも治療の側に振れ過ぎたため、全体として予防プログラムが顧みられなくなった面はある。ＨＩＶ予防の切り札——最近では「検査して治療（test and treat）」がそうだ——を求める傾向は依然、続いているものの、現在の世界の合意はむしろ、それぞれの地域の流行状況に適合したコンビネーション予防へと向かっている。[11] いま問題となっているのは、それぞれの予防策の効果をどう上げるのか、そしてコンビネーション予防のなかで治療と基本的な予防策とをどう組み合わせるのか、ということだ（第六章参照）。

コンビネーション予防の構成、およびその費用は、前章で検討したようにＨＩＶ陽性率や感染経路などの状況によって決まってくる。したがって世界全体でのニーズ推計や各国の予防支出の比較をしても、それらがＨＩＶ流行に及ぼす影響の評価には、必ずしも有効ではない。国家あるいは地域レベルでは、より精査した資金モデルが必要だろう。ほぼ二〇年にわたり広範囲に展開されてきたＨＩＶ対策の経験からしても、いくつもの重要な対策プログラムの分野で大きな成果が得られてきたことは明らかだ。対策のコストは、各地域の事情や経済状態、感染の拡大状況によって大きく異なってくる。ＤＡＬＹ（障害調整生存年）を一年間少なくするために必要なコストは、二〇〇九年の推計によれば、[12] ＨＩＶ検査とカウンセリングが六七〜一一二ドル、学校における性教育が三八〇〜五三〇ドル、南アフリカの男性割礼手術が一七六〜二九二ドル、薬物使用者のハームリダクションは一〇〇〇ドル以下である。アフリカとアジアの母子感染予防は三四〜三一〇ドルと開きがある。一つの国のなかでもＨＩＶ対策のコストと効率には大きな幅がある。したがって、ロシアでは検査とカウンセリングの費用は一人あたり数ドルのこともあれば、その四〇倍もかかることもある。経済規模で説明できるのはこうした大きな違いのごく一部であり、プログラム実施の際の非効率や腐敗の方が理由としては大きいだろう。

抗レトロウイルス治療のコストの改善は製薬会社の価格引き下げ（第五章）によるところが大きいが、各国間および一国内におけるコストの違いは、薬価自体よりもマネージメントの問題である。抗レトロウイルス治療へのアクセスの議論の中心は長い間、薬剤の価格だった。だが、今日では医療スタッフのコス抗レトロウイルス治療のコストの改善は、製薬会社の価格引き下げによるところが大きいが、各国間および一国内におけるコストの違いは、薬価自体よりもマネージメントの問題である。

ト、そして管理、臨床検査、入院、日和見感染症治療やＨＩＶの長期的な抗レトロウイルス治療に関連する疾患の治療コストといった費用が、抗レトロウイルス薬そのものの少なくとも二倍になる。さらに患者の通院費用、栄養補給、入院通院による収入減なども考える必要がある。こうした要因もまた、抗レトロウイルス治療の費用対効果には影響するからだ。こうしてインド[13]では、服薬がきちんと継続され、極貧層の治療が無料にされる場合に、抗レトロウイルス治療の費用は大幅に下がることが示された。さらにコンドーム使用促進といった予防策を抗レトロウイルス治療とリンクさせることができれば、生命を救うためのコストはもっと下がることになる。医療の質を落とすことなく、可能な限り管理効率を高め、抗レトロウイルス治療のコストを下げることは、各国のＨＩＶ対策の優先課題であり、これによって利益を得る人の数を最大化することができる。グローバルファンドが成果本位の支出を拡大すれば、こうした効率性獲得の最大の誘因になるはずだ。

エイズ予算を何に対して、どのように使うのか。それぞれの国の疫学的状況も行政当局の対応も異なるので、この点もまちまちである。たとえば、ＨＩＶ感染のほとんどが注射薬物使用者に集中している東欧・中央アジアでは、エイズ予算は主に治療と管理の費用にあてられ、予防対策、とりわけハームリダクションのプログラムはあからさまに無視されている。サハラ以南のアフリカの多くの国でも同様に、ＨＩＶ予防の資金は不十分である。マラウイの場合、二〇一一年のエイズ予算で予防対策にあてられているのは全体のわずか一一％だった。流行の打撃がとくに大きいレソト[14]では、二〇〇六、〇七年の予防対策費にはエイズ予算の一〇％しか支出されず、治療とケアに三三％、プログラムの管理運営費に二四％、遺児支援には一三％だった。世界全体では二〇〇九年に利用できた資金の五六％は治療とケアのプログラムに使われ、予防対策は二〇％にとどまった。七一カ国は予防活動の費用の半分以上を国際資金に頼っている。しかも、その予防資金も新規感染を最も有効に抑えられる分野に投入されているとはいえないようだ。たとえば、ボツワナでは性感染が新規感染の圧倒的多数を占めているのに、予防資金が集中していたのは母子感染対策だった。ラテンアメリカではイデオロギー的、政治的な理由から、メキシコとプエルトリコとブラジル以外の多くの国では、ゲイコミュニティの予防対策にはほとんど資金があてられていなかった。

ＨＩＶ資金の将来的課題

各国および世界におけるエイズ対策資金の調達は、国際開発分野のなかでも例のない成果をあげてきたが、それでも、さらに大きな課題に直面している。それは、流行を制圧し、三、五〇〇万人を超えるＨＩＶ陽性者が平均寿命をまっとうできるようにする資金を、今後も確保し続けるという課題だ。二〇一六年のグローバルファンド増資会合では、翌年から三年間の資金として一二九億ドルの拠出誓約が得られ、米国も議会は今後も関与を続けようとしている。それでも、将来のエイズ対策資金は心許ない。国際援助は拠出国の経済状態に大きく左右される。保健分野の開発援助は二一世紀初頭には大きく成長していたものの、最近は全体として頭打ちの状態である。

生涯にわたる抗レトロウイルス治療を保障するには、財政的に責任を持つ必要があるが、それは最も影響が深刻なアフリカ諸国の能力を超えている。エイズ２０３１をまとめたヘッチら[15]は、エイズ対策の資金繰り返し直面しなければならない課題とジレンマは、HIV感染の高いリスクにさらされ、スティグマの対象でもある集団のための予防対策資金をどう確保するかということだ。中所得国のエイズ対策では、こうした人たちが無視されることがしばしばある。資金的には負担可能だが、イデオロギー的な理由で無視を決め込むのだ。

需要が今後二〇年で現在の二~三倍に増大すると推計している。長期的には国内資金の確保が軸になる。アジアとアフリカの諸国の経済成長により年間の歳入が増えることが期待できるが、それは必要性の高い社会基盤や教育、効率化などへの投資に加え、保健対策へも向けることが可能であり、またそうする必要がある。HIV流行の影響が比較的小さい中所得国は、自国資金で対応できるようになるだろうが、流行の影響を大きく受けている低所得国（基本的にはアフリカの国）は、エイズ対策の多くを国際資金に頼らざるを得ないだろう。そして南部アフリカの諸国のようにHIV感染の流行の影響が大きい中所得国はおそらく、今後も何年かは国際援助と国内予算のバランスをとりながら対応していくことになりそうだ。PEPFARとグローバルファンドはともに現状では、補助金に対しては五%~六〇%の自国資金負担を求めている。

繰り返し直面しなければならない課題とジレンマは、HIV感染の高いリスクにさらされ、スティグマの対象でもある集団のための予防対策資金をどう確保するかということだ。中所得国のエイズ対策では、こうした人たちが無視されることがしばしばある。資金的には負担可能だが、イデオロギー的な理由で無視を決め込むのだ。国際的なコミュニティや組織からの外交的、技術的なプレッシャーが政策変更を促すこともあるが、その場合でも、無視された弱い立場の集団とともに活動するＮＧＯへの外部からの支援は継続すべきである。致死的な感染症のリスクにさらされ、しかも差別されている集団を支援するのは、道義的に必要なだけでなく、予防プログラムが不在だったり、効果が低かったりすれば、感染をさらに広げてしまうという事情もあるからだ。ほとんどの中所得国の場合、財政的には流行への対処が可能である。ただし、予防プログラムと治療サービスを社会から排除されがちな人たちに届けるには、パラダイムシフトが差し迫って必要だ。それができなければ、エイズ流行の終結は空疎な掛け声のままだろう。

「革新的資金調達」は今日、国際開発分野の決まり文句の一つだが、具体的な事例はごくわずかしかない。選択肢は限られているからだ。エイズ分野における事例としては、ジンバブエのアルコール税、ルワンダとタイの社会医療保険、企業のエイズプログラム、そしてＵＮＩＴＡＩＤの財源である航空券連帯税などがある。ＵＮＩＴＡＩＤは低価格で抗レトロウイルス薬や他の医薬品を提供する革新的な役割を担ってきた。

エイズ対策資金を持続的に確保していくには、長期にわたって世界が統一のとれた努力を続ける必要がある。また、エイズ対策の妨げにならない限り、この対策をどんな場面でも主流の保健サービスに組み込むことが求められる。予防と治療のプログラムの効率を高めることを真剣に考えなければならない。長期にわたる大きな財政的責任を果たしていく方法は、いまだに明確ではない。この分野の研究はまだ緒についたばかりだ。世界全体と国内のエイズ対策資金を持続的に確保するには、新たな疫学、経済学、開発政策の面でのエビデンスが必要になるだろう(16)。看板を掛け替えたり、楽天的な標語を掲げても、どうにもならない。つまるところ、新規感染を大きく減少させることによってしか、エイズによる死亡を低いレベルに抑え、あらゆるコミュニティがエイズ対策の費用を持続的に負担可能にすることはできないのだ。

注

(1) P. Piot, R. Greener, and S. Russell, "Squaring the Circle: AIDS, Poverty, and Human Development," *PLoS Medicine* 4 (2007): e314.

(2) M. Over, *The Macroeconomic Impact of AIDS in Sub-Saharan Africa* (Washington, DC: World Bank Population Health and Nutrition Division, 1992).

(3) International Labour Organization, *HIV/AIDS and Work: Global Estimates, Impact and Response* (Geneva: International Labour Office, 2004).

(4) M. Over et al., *Coping with AIDS: The Economic Impact of Adult Mortality from AIDS and Other Causes on Households in Kagera, Tanzania* (Washington, DC: World Bank, 1996).

(5) A. Ilinigumugabo, "The Economic Consequences of AIDS in Africa," *African Journal of Fertility, Sexuality and Reproductive Health* 1 (1996): 153-161.

(6) D. T. Jamison et al., "Global Health 2035: A World Converging within a Generation," *Lancet* 382 (2013): 1898-1955.

(7) B. Schwartländer et al., "Towards an Improved Investment Approach for an Effective Response to HIV/AIDS," *Lancet* 377 (2011): 2031-2041.

(8) R. Hecht et al., "Critical Choices in Financing the Response to the Global HIV/AIDS Pandemic," *Health Affairs* 28 (2009): 1591-1605.

(9) Transparency International, *Global Corruption Report 2006* (London: Pluto Press, 2006).

(10) R. Lozano et al., "Global and Regional Mortality from 235 Causes of Death for 20 Age Groups in 1990 and 2010: A Systematic Analysis for the Global Burden of Disease Study 2010," *Lancet* 380 (2013): 2095-2128.

www.healthmetricsandevaluation.org/gbd からデータを追加。
（11） A. Jones et al., "Transforming HIV from Pandemic to Low Endemic Levels: A Public Health Approach to Combination Prevention," *Lancet* 383（forthcoming）.
（12） O. Galárraga et al., "HIV Prevention Cost-Effectiveness: A Systematic Review," *BMC Public Health* 9（2009）, suppl. 1: S5.
（13） M. Over et al., "Antiretroviral Therapy and HIV Prevention in India: Modeling Costs and Consequences of Policy Options," *Sexually Transmitted Diseases* 33（2006）: S145-S152.
（14） M. Khobotlo et al., http://siteresources.worldbank.org/INTHIVAIDS/Resources/375798-1103037153392/LesothoMOT13April.pdf
（15） R. Hecht et al., "Critical Choices in Financing the Response to the Global HIV/AIDS Pandemic," *Health Affairs* 28（2009）: 1591-1605.
（16） A. Vassall et al., "Financing Essential HIV Services: A New Economic Agenda," *PLoS Medicine* 10（2013）: e1001567.

第八章　人権の重要性

第三の流行

流行の拡大状況がまだ十分に把握されていなかった一九八七年当時、世界保健機関（ＷＨＯ）の世界エイズ計画（ＧＰＡ）の部長だったジョナサン・マン(1)はすでに、エイズの流行を分析するには、明確に異なってはいるが、相互に絡み合った三つの流行としてとらえる視点が有効だろうと考えていた。第一はＨＩＶ感染のそのものの流行だ。第二は最初の流行から七、八年遅れて容赦なくやってくるエイズの流行である。麻疹や黄熱のように感染後、数日から数週間で発症する大方の感染症とは異なり、エイズは最初の感染から何年か、場合によっては何十年か経たないと発症しない。最後に第三の流行として、エイズに対する社会的、文化的、経済的、政治的な反応も、病気そのものと同様、世界中に広がり、重大な地球規模課題となる。人権の侵害はエイズの流行を広げる根本的原因であるとマンは主張した。しかし現実はもっと複雑であり、いかなる単一の要素でも、それだけでＨＩＶ感染の拡大を説明することはできないだろう。拡大には社会的、経済的、文化的な諸条件が、そしていうまでもなく性行動が、等しく大きな影響を与えている。

エイズの流行の最初の一〇年に特徴的だったのは、国が法的手段や規制でＨＩＶに影響を受けた人や集団を管理しようとしたことだ。一〇〇カ国以上で次々に法律が制定されていった[2]。正体がよく分からない致命的な感染症で、治療法もないときに、政府が頼ろうとしたのは法律による規制だった。そうした法規制がスティグマを作り出すことと強く結びついて、エイズという病気の際だった特徴が大方つくられることになる。この結果、一九九一年時点では一二カ国がＨＩＶ陽性者を監視下に置くよう命じている。一七カ国は検査を義務づけ、感染が判明した人には隔離や勾留、そして効果的治療法がなかった時代なのに強制治療を科している。ソ連やブルガリアといった国は、全国民の三〇〜四〇％に検査を行っている。一五カ国が兵士、妊婦、受刑者、留学生、難民、移民、外国人、性感染症患者など多様な特定集団を強制的に検査している。三〇カ国がすぐにＨＩＶを性感染症と位置づけ、個人の権利を制限する手段をとることを保健当局に認めている。ＨＩＶ陽性者が特定の職種で働くこと、国境を越えて移動することなどを禁じたのだ。オランダの教育者で、ゲイアクティビストのハンス－ポール・バーホフのケースが象徴的だった。一九八九年にカナダのモントリオールで開かれた国際エイズ会議に出席するため米国に立ち寄ったところ、税関で治療薬ＡＺＴを所持していたことをとがめられ、公衆衛生に対する「深刻な脅威」として勾留されたのだ。バーホフはエイズを発症していることを認め、その後、間もなく死亡した。

このようにして公衆衛生上の緊急対応をとることが、ＨＩＶ陽性者およびＨＩＶ感染の高いリスクにさらされている人たちへのスティグマを強めていった。ハイリスク集団に対する強制スクリーニング検査のような行為は、対象となる集団に一層のスティグマを負わせると同時に、そうした集団とは関係ないと思い込んでいる人たちに、だから自分は安全だという誤った感覚を抱かせることになった。一九八〇年代の初めには、ハイリスク集団を示す「4Hs」という言葉も使われた。ホモセクシャル（同性愛者）、ヘモフィリア（血友病）患者、ヘロイン使用者、ハイチ人の頭文字である。その全員が突然、致死的な病気と結びつけられてしまったのだ。

エイズに関連する差別が世界中に広がる事態に直面し、ジョナサン・マンとダニエル・タラントーラはエイズとの闘いの中心に人権を据え、一九八九年には国連人権センターとともに第一回HIVと人権に関する国際専門家会議を開いている。HIVに関連する差別の防止、そして人権の擁護と促進が、公衆衛生上の原則であることを再確認する会議だった。この原則は一九九〇年、九一年の国連総会決議でさらに強固なものとなっている。また、一九九二年五月の世界保健総会では、公衆衛生とHIV陽性者の権利擁護の関係が強調された。マンとタラントーラは一九九〇年代の初めにWHOを去り、ハーバード大学公衆衛生大学院に移ってソフィア・グラスキンとともに、人権と公衆衛生の関係について研究を続けた。WHOとUNAIDSの働きかけの成果もあって一九九〇年代には多くの国がHIV陽性者の権利を守る法律を公布している。(3) 二〇一〇年には七〇％の国がHIV陽性者の雇用や教育、私生活、個人情報を保護される権利、そして情報や治療、支援を受ける権利を保障する法律や規則を定めている。

大きな恐怖

スティグマを生み出すとは、社会のなかの他のメンバーと異なっていることを理由に、個人や集団を非難することだ。エイズは「逸脱」として排除されがちな売春、薬物使用、そしてとりわけ同性愛といった行為と結びつけられる傾向がある。差別はスティグマが「行動」に帰結したものだ。UNAIDSは「差別とは人に影響を与えるあらゆるかたちの区別、排除、制限を指し、正当化できる理由の有無にかかわらず、人に固有な特徴によって起こされることが多いが、そうでないこともある」と定義している。(4) HIVに関する差別については、「検査結果や健康状態からHIV感染が確認されている人たち、あるいは疑われている人たちに対して、恣意的な区別を行うあらゆる手段」としている。

社会的な病としてのエイズ

流行が始まった直後には、この致死的な疾病の感染メカニズムが分からなかったので、エイズに対し恐怖を感じることとも理解はできた。こうした社会的な反応は実は新しいものではない。歴史的にみれば中世のペストから結核、ハンセン病、梅毒まで、スティグマと感染症には強い結びつきがある。結核はかつて不面目な病気とされ、感染に対する素朴な恐怖と、病人に対するスティグマが作り出された。梅毒やある種のがん、精神疾患も恐怖と社会的な差別を広げていった。スーザン・ソンタグは一九八九年の著書『エイズとその隠喩』で、疾病に対し道徳的な意味が付与されることほど懲罰的なことはない、と書いている。(5) 同じ論理を使えば、患者は病気と社会的否認を体現するスケープゴートとされるのだ。『狂気の歴史』のなかでミシェル・フーコーはたとえば、社会からの排除を特徴とするハンセン病と、都市中心部での隔離プロセスにおいても一種の包摂を特徴とするペストとでは、社会的対応に違いがあったことを明らかにしている。(6) エイズの世界的大流行《パンデミック》では、その世界的広がりの大きさもあって、さまざまな文化的反応が見られた。ミルコ・グルメク(7)にとってエイズは隠喩的な病気であり、「性、薬物、血液、そして情報伝達と拡ミシェル・フーコーが強調しているように、[8]性行動はしばしば倫理的課題、ないしは「道徳的体験の領域」とされてきた。この病気を制裁や道徳的懲罰として定義づけることは、感染をその人の責任あるいは罪と見なすことなのだ。

大戦略においても、エイズは我らの時代を表わしている」と述べている。

エイズはしばしば性的乱交に制裁を加える懲罰的な病気として扱われることがある。ミシェル・フーコーが強調しているように、[8]性行動はしばしば倫理的課題、ないしは「道徳的体験の領域」とされてきた。この病気を制裁や道徳的懲罰として定義づけることは、感染をその人の責任あるいは罪と見なすことなのだ。アフリカの伝統的な文化のなかには、若者が致死的な疾患にかかることは、超自然的な力によって課されたタブーの侵犯に対する罰と考えるものもある。したがってエイズは社会の規範を尊重しなかった結果と受け止められ、拒絶や非難の感情を引き起こすのだ。

感染への恐怖は感染様式が科学的に明らかにされた後でも依然、差別の強力な推進力となっている。見えなくても体液やその付着物に触れれば感染するという思い込みは根強い。このような思い込みが社会に広がっていることがＨＩＶ陽性者を孤立させ、苦しみを倍増させているのだ。有名な小説『ペスト』についてアルベール・カミュは「ペストによって私は社会を覆う閉塞感、私たちを取り巻く恐怖感、疎外感を表わしたかった」と語っている。[9]エイズに関連する用語もこうしたステレオタイプを補強する役割を果たしている。[10]ほとんどすべての文化において、ＨＩＶ陽性者を侮蔑的に描く表現がある。たとえばタンザニアではＨＩＶ陽性者はしばしば「マイティ・イナヨテンビー」（歩く死体）、あるいは「マレヘム・ミタザジワ」（死にかけ）と呼ばれる。人びとはエイズについてオープンに語ることはめったになく、「よく話に出るあの病気」といった言い方をするのだ。

不公正を糧に広がる流行

三〇年の流行を経て、私たちはＨＩＶがどのように感染するのか知っており、どこかで激しいパニックが起きることはもうなくなった。ほとんどの社会でエイズに関する正しい知識は広がっているが、それでも感染の拡大に関する誤った考え方は根強く、スティグマや差別の温床であり続けている。抗レトロウイルス治療の普及に対して多くの人が抱いていた期待に反し、ＨＩＶ感染が「普通になる」ことはなく、ＨＩＶ陽性者に対する社会の見方には依然、非難が込められている。

ＨＩＶ感染はすでに存在している差別を助長することがしばしばある。[11]外国人や移民が、ウイルスを持ち込み健康な社会を汚染する元凶と見なされるのはこのためだ。売春には感染を媒介するものというスティグマが貼られる。たとえばベトナムと中国では、薬物使用と売春が社会悪と見なされ、ＨＩＶ感染者は反社会的行動をする加害者として扱われる。タイでは二〇〇三年の麻薬戦争がむしろ薬物使用者に対する戦争となり、二千人以上が裁判にかけられることなく処刑されている。ロシア、および米国の一部では、注射器の所持が犯罪とされている。多くの国、とりわけ東欧・中央アジアでは、薬物使用者には抗レトロウイルス治療への平等なアクセスが確保されていない。ほとんどのアジア諸国では、ベトナムやカンボジアのように、薬物依存症患者は何年も強制的に収容所に入れられることがある。

ＨＩＶ感染の拡大は女性に責任があると見なされている国もある。女性はパートナーよりも先に産科診療所で感染が分かることが多いので、カップルに感染を持ち込んだと非難されるのだ。実際には夫のほうホモフォービア（同性愛嫌悪）は構造的な差別の代表的なものの一つである。七〇カ国以上で同性間の成人の合意に基づくセックスが禁じられている。攻撃はエイズに関連していることもある。

が先に感染しているのに、ＨＩＶ陽性の女性はしばしば虐待を受け、夫から捨てられることがある。女性に対する暴力は至るところに見られる。[12] 社会や文化に古くからある考え方が、男性だけでなく女性の間にも、そうした暴力を受け入れる土壌になっているのだろう。世界各地で行われてきた数多くの研究で、女性に対する暴力とＨＩＶ感染とのつながりが指摘されている。[13] つまり一般女性と比べて、ＨＩＶ陽性の女性は暴力の被害者であることが多く、暴力を受けている女性はＨＩＶに感染する確率が高い。いくつかの全国規模の人口と保健に関する調査では、女性の一〇〜六九％が生涯に少なくとも一度は親しいパートナーによる身体的暴力を経験していた。インドの研究によると、結婚相手以外とセックスをしている男性は、そうでない男性に比べ、妻に対し六倍も性暴力を加える傾向があった。[14] 男性に支配され暴力の犠牲者となっている女性は、他の女性と比べ、コンドームを使用しない傾向がある。南アフリカでは三分の一の女性の初体験は強制されたものであると推定されている。

　ホモフォービア（同性愛嫌悪）は構造的な差別の代表的なものの一つである。七〇カ国以上で同性間の成人の合意に基づくセックスが禁じられている。[15] 同性愛者と思われる人に対する襲撃は欧米を含め世界各地で日常的に行われている。攻撃はエイズに関連していることもある。そうした事例は枚挙にいとまがない。たとえばセネガルでは、地元のエイズ・アクティビストがＨＩＶ予防の会議を開こうとしたら、ゲイであるとして逮捕されている。マラウイでは男性同性愛者のカップルが懲役一八年の有罪判決を受けたが、国際的な圧力でようやく大統領が執行猶予としている。ブルンジでは数人の男性同性愛者が殴り殺されている。ウガンダではゲイアクティビストのデビッド・カトーが、雑誌に名指しで殺害指令を載せられたうえ、同性愛者への偏見を煽るキャンペーンのただなかで殺されている。しかも議会は、同性愛者を厳しく罰し、同性愛行為を非難しないことさえ処罰の対象とする法律を可決しているのだ。中央アフリカでは、人権活動に取り組んでいた同性愛者数十人が殺害されている。反差別法を制定している国もあるのに、世界全体ではおそらく、毎年何千件もの同性愛嫌悪に基づく殺人事件が発生しているのだ。中国では、同性愛は違法ではないのに、現実には迫害されている。東欧、ロシア、中央アジアでは、攻撃的な同性愛嫌悪が広がっており、差別と暴力は、警察による拷問や殺害も含めて、日常的に行われている。有力な政治指導者でさえもが、同性愛に対し憎悪をむき出しにして語ることがある。ロシア議会は同性愛行為や同性愛に関する情報すら厳しく罰する法律を可決している。同性愛を嫌悪し非合法とすることは、ＨＩＶ予防と治療のプログラムを非常に困難にし、結果としてこのような差別が男性とセックスをする男性をより感染しやすい立場に追い込んでいくことになるのだ。

差別

ＨＩＶ関連の差別は、家族や地域社会、職場、保健医療サービスの場を含め多くのところで起きている。最もよく見られるのは、個人情報保護の違反、とりわけＨＩＶ検査結果の漏洩である。ＨＩＶ関連の差別はほとんどの国から報告されている。たとえば中国では、[16]二〇〇九年にＨＩＶ陽性者の四二％が一種類もしくは数種類の差別を経験していた。三〇％は感染していることを同意なしに明らかにされ、一二％が診療拒否を受け、三五％は職場の経営者や同僚から差別されていた。先進的な反差別法がありながらも、こうしたことが起きていたのである。子供のいるＨＩＶ陽性者の九％は子供が登校を拒否され、ＨＩＶ陽性女性の一〇％は妊娠中絶を強要されていた。

職場

職場ではしばしばＨＩＶ関連の差別が起きる。フランスの研究によると、職場の差別をなくすための大規模なキャンペーンが行われていても、差別は広く見られるのだ。採用時の差別は当たり前の状態になっている。二〇〇五年には三三％、二〇〇八年には二七％のＨＩＶ陽性者が排斥から侮辱的言動、心理的ハラスメントに至るまでさまざまな差別を職場で受け、また三一％が職を失っている。流行の影響が大きな国では、そして、そのなかでもとくに従業員の健康保険がある企業では、採用時にＨＩＶ検査が広く行われ、ＨＩＶ陽性と分かった求職者は不採用になっている。このことは企業に対し、差別に反対する方針を明確に打ち出すよう強く求める必要があることを示している。

保健医療サービス

もちろん保健医療サービスにはどこよりも差別があってはならないのだが、それでも保健医療の現場に差別的な雰囲気が見られる。これは低所得国に限ったことではない。二〇〇九年の英国の研究(17)では、ＨＩＶ陽性者の四七％が権利を侵害されたことが示されている。一七％はＨＩＶに感染しているために診療拒否を受け、三一％は医療者とよい関係を築くことができなかった。モロッコ・エイズ対策協会の二〇〇九年の調査では、保健サービスの場における差別は依然、極めて深刻な状態で、HIV陽性者の四〇%は少なくとも一度は差別を受けた経験があり、一一%はそれが一年以内のことだった。アジア四カ国の調査[18]では、HIV陽性者の五四%が、入院拒否から診療拒否や遅延まで、さまざまなかたちの差別にあった経験があると答えている。なぜ医療者は自分の道徳的信条や偏見を、医療提供の義務や医療倫理よりも優先させるのか、理解に苦しむ。そうした行為を毅然として許さないことが、すべての保健医療の現場の規範とならなければならない。

移動の自由に対する制限

HIV関連の差別で、もう一つよく見られるのは入国の権利の制限である。二〇一五年の時点でも、三五カ国がHIV陽性者の入国や居住を制限している。HIV感染が分かれば国外退去を命じる国もある。国内に感染が広がる恐れがあるとか、医療費がかかるといったことがその理由だ。入国の際に非感染の自己申告やHIV検査の陰性証明書の提出を求める国もある。二〇一〇年以降、米国と中国で制限が撤廃され、HIV陽性者が入国できるようになった。人権に関しては優れた実績を持つオーストラリアやカナダのような国でも、永住権取得には制限があった。未治療の結核に対しては入国が拒まれることがしばしばあるにしても、これらの対応はエイズが他の疾病とは異なることを示す特徴の一つである。こうした規制は本質的に政治的な判断でしかない。

エイズによる人権問題への寄与

エイズ対策はこれまでに存在していた人権問題の解決に向けて、好ましい影響をもたらしてきた面もある。ＨＩＶに最も大きな影響を受けてきた集団である男性同性愛者の権利が、結果として多くの国で社会全体の課題として取り上げられるようになっていった。一つのコミュニティを崩壊に追い込むような脅威となる致死的な感染症が、そのコミュニティの復元力を高め、解放に寄与しているのだ。それは北米や西ヨーロッパ、そしてラテンアメリカのいくつかの国で起こったことで、そこでは社会全体あるいはメディアが、性的な多様性、とりわけゲイカルチャーをより評価するようになった。たとえば、フランスでは過去三〇年間、同性愛を人の生き方として受け入れるという意見が着実に増加し、一九七三年には二四％だったのが、二〇〇六年には七八％になっている。同性愛は精神疾患であると、一九八〇年代まで多くの国で考えられていたこと、そして一九九三年までＷＨＯもそうであったことは、忘れないでおきたい。

こうした世論の変化は、結婚の権利を含め、性的指向に関わりなく平等の権利を保障する法的枠組みの制定につながっていった。とりわけ西欧やいくつかの米国の州、およびカナダでは、そしてまた南アフリカでもそうだった。ただし、なかにはナイジェリアやウガンダなど同性愛に対する法律上の差別が一段とひどくなった国もある。男性とセックスをする男性がＨＩＶの影響を圧倒的に受けているメキシコでは二〇〇八年、性的指向による差別を禁じるいくつかの法律が制定された。フィジーでは、刑法の改正によって、同性愛関連の法規が廃止された。ネパールは新憲法で性的少数者の権利を認めた。

慎重な対応が求められるこの領域では、一歩進んで二歩下がるという過程を経ながら進展することもありえる。それはインドの刑法三七七条をめぐる一連の動向に見られる通りだ。同性間の性関係を犯罪とするこの法律は英国植民地時代から続き、カリブ諸国のようないくつかの英連邦諸国ではいまも生きている。インドでは二〇〇九年、ニューデリー高裁が三七七条を違憲とする判決を出したが、二〇一三年の最高裁判決では、法律を変えられるのは新たな立法のみであるとして、高裁判決が破棄されている。法律によっては偏見とスティグマが変わることはないにしても、性的少数者を保護する法的枠組みは、そのあらゆる権利の享受に向けて大きな前進となり、同時に効果的で開かれたＨＩＶ予防と治療を促進する力となる。

　エイズ対策は生命に関わる病気を治療するためなら、特許で守られた治療薬を得られる道を拓く役割を果たした。これは、知的財産権のＴＲＩＰＳルールを変え、また製薬会社の対応を変えることで実現した。さらにインド製薬企業の登場により、ジェネリックの抗レトロウイルス薬へのアクセスを生み出す結果にもなった（第五章参照）。このことは他の疾病に関しても、資金の乏しい環境のもとでの治療アクセスを可能にする先例となっている[19]。

　エイズ運動はまた、声なき人たちに社会に届く声を与え、流行の影響を受けている人たちが政策決定のテーブルにつくことも促した。伝統的に専門家と行政担当者の独占領域とされてきた公衆衛生の分野では初めてのことだ。現在では非政府組織、コミュニティベースの組織、ＨＩＶ陽性者組織の代表が、国家エイズ計画の策定に参加し、技術的、財政的、政治的優先課題を検討する議論に加わっている。彼らはＵＮＡＩＤＳのプログラム調整理事会やグローバルファンド理事会のメンバーでもある。そしてグローバルファンド理事会では採決にも加わり、決定事項に対しては統治上の共同責任も負っている。ＨＩＶ陽性者の参加は、ドアの向こうで行われていた議論を公開のものにし、研究施設や国や企業の実績に関して独自の報告書を発表することを含め、説明責任を実行する新たなモデルを形成することになった[20]。

差別とどう闘うか

抗レトロウイルス治療の普及によって、ＨＩＶ関連のスティグマが払いのけられ、エイズが「普通」の病気になるのではないかという期待は大きかった。だが、残念なことにそうはならず、スティグマや差別との闘いには、HIV予防と同様、エビデンスに基づく実際的なアプローチが必要なことが明らかになった。第一の、そして基本となるステップは、エイズプログラムは常に差別に反対するものでなければならないという認識を持つことだ。人権尊重のためにはもちろん、プログラムが有効に機能するためにも、このことが不可欠になる。HIV予防と治療のプログラムは、スティグマや差別があるところでは妨げられてしまう。UNAIDSの報告書が示しているように、ひたすら取締だけの薬物政策を採用しているところでは、HIV感染率が高くなっている。

基本的な権利を尊重し、公衆衛生政策によって国民の健康を最大限守れるようにすることは、国の役割である。法改正を進めるとともに、支援的な法律は維持していく必要がある。HIVと法律に関する世界委員会は、HIV支援のための立法措置の具体例を示している[21]。人権侵害があった場合の提訴やHIV関連の差別事例の訴訟は、法的対応によって課題を促進し、不正への社会的関心を高めるうえでも重要である。国連人権高等弁務官事務所とUNAIDSが作成した「HIV／エイズと人権国際ガイドライン」の第五項には、この点が明確に示されている[22]。

国は、反差別法などの保護法を制定あるいは強化し、これにより弱い立場の集団、HIV陽性者、障害者を公的機関でも民間でも差別から守り、人を対象にした研究においてプライバシーと守秘と倫理を保障し、教育と調停を強化し、迅速で有効な行政上、民事上の救済を規定すべきである。

HIVに対応する姿勢や社会規範に影響を与えていくには、啓発キャンペーン、職場や学校での教育プログラム、著名人による声明、アクティビズム、法律の改正と執行といった数々の対策を同時に進めていく必要がある。最終的には、エイズ対策の責任者や社会、企業、宗教、メディア指導者のリーダーシップに関わる課題でもある。スイスはこうした包括的アプローチの好事例だろう。通常のＨＩＶ予防、治療のプログラムのなかに、ＨＩＶ陽性者への差別と闘う革新的なキャンペーンを総合的に組み込んでいるのだ。この結果、差別は完全になくなったわけではないものの、ＨＩＶ陽性者を受け入れる社会環境はかなり整ってきた。

職場はＨＩＶ関連のスティグマや差別と闘う貴重な機会を提供できる。ＨＩＶ陽性者とともに「ポジティブ・アクション」に積極的に取り組む企業や機関の事例はすでに数多くある。サンフランシスコのリーバイ・ストラウス社やアフリカで事業を展開するスタンダードチャータード銀行、ハイネケン社などの企業、ＨＩＶ陽性の国連職員の団体ＵＮプラスなどである。ＨＩＶ陽性者が逃げ隠れすることなく生活し、働き、発言することができ、隠されていることが多かった流行に人としての顔を与える。そうした環境が広がれば、ＨＩＶ陽性者にとって生活しやすい変化を生み出す最良の基盤の一つにもなるのだ。

最近は抗レトロウイルス治療を唯一ではないにしても、エイズ対策の中心に据えようとする動きが強まっており、それにつれて、すべてのエイズプログラムに人権尊重と反差別の考え方を反映させるという大原則を軽視する傾向が強まっているように思われる。こうしたことが続けば、エイズ対策は大きな打撃を受けることになるだろう。

っており、それにつれて、すべてのエイズプログラムに人権尊重と反差別の考え方を反映させるという大原則を軽視する傾向が強まっているように思われる。こうしたことが続けば、エイズ対策は大きな打撃を受けることになるだろう。第一に、偏見も差別も解消されることなく、ＨＩＶ陽性者の人権は侵害され続け、予防と治療の利用が避けられて、それらの効果さえもいつの間にか損なわれてしまうことになる。第二に、差別的で後退した法案が画策され続け、議会で可決される恐れがある。アフリカの一五カ国ではすでに、ＨＩＶに特定して刑事罰を科す法律が導入されている。一般的にこうした法律は内容があいまいだが、感染を強引に処罰の対象とする条項を含んでいる。たとえばシエラレオネでは、ＨＩＶ陽性の母親の妊娠、出産、授乳中に子供がＨＩＶに感染したら、もっぱらその母親の犯罪とされる。こうした法律は一方的に女性を断罪し、虐待するものだ。女性はたいてい夫より早く感染が分かり、法廷でも自らを弁護する手段が少ないからだ。ただし、ある人が無防備な性行為で意図的に他の人を感染させるならば、そのときの状況と国にもよるが、とりわけレイプであるなら、モラルの観点からも法的にも、明らかに容認することはできない。

南アフリカ最高裁のエドウィン・キャメロン判事[23]によると、ＨＩＶ感染の犯罪化は、犯人を捜さなければならないというメッセージを送ることでスティグマを強化する。だが、ほとんどの場合、ＨＩＶ感染は、感染していることを知らない人たちの合意に基づく性関係によって広がっているのだ。

注

（1） J. M. Mann, Statement at an Informal Briefing on AIDS to the 42nd Session of the United Nations General Assembly, October 20, 1987, New York.

（2）Katarina Tomasevski et al., "AIDS and Human Rights," in *AIDS in the World*, vol. 1, ed. J. Mann, D. J. M. Tarantola, T. W. Netter（Cambridge: Harvard University Press, 1992）.

（3）J. Mann and D. J. M. Tarantola, eds., *AIDS in the World*, vol. 2（New York: Oxford University Press, 1996）.

（4）*Protocol for the Identification of Discrimination against People Living with HIV*（Geneva: UNAIDS, 2000）.

（5）Susan Sontag, *AIDS and its Metaphors*（New York: Farrar, Straus and Giroux, 1989）. スーザン・ソンタグ『エイズとその隠喩』富山太佳夫訳、みすず書房、一九九〇年。

（6）Michel Foucault, *History of Madness*, trans. J. Khalfa and J. Murphy（London: Routledge, 2006）. ミシェル・フーコー『狂気の歴史』田村俶訳、新潮社、一九七五年。

（7）Mirko D. Grmek, *History of AIDS: Emergence and Origin of a Modern Pandemic*（Princeton: Princeton University Press, 1993）. ミルコ・D・グルメク『エイズの歴史』中島ひかる・中山健夫訳、藤原書店、一九九三年。

（8）Michel Foucault, *The History of Sexuality*, vol. 2: *The Use of Pleasure*, trans. Robert Hurley（New York: Pantheon, 1985）. ミシェル・フーコー『快楽の活用　性の歴史2』田村俶訳、新潮社、一九八六年。

（9）Germaine Brée, *Camus*（New Brunswick: Rutgers University Press, 1961）.

（10）ICRW, *Understanding HIV-Related Stigma and Resulting Discrimination in Sub-Saharan Africa*（Washington, DC: International Center for Research on Women, 2002）.

（11）Erving Goffman, *Stigma: Notes on the Management of Spoiled Identity*（New York: Simon and Schuster, 1963）.

（12）K. M. Devries et al., "The Global Prevalence of Intimate Partner Violence against Women," *Science* 340（2013）: 1527-1528.

（13）J. C. Campbell et al., "The Intersection of Intimate Partner Violence against Women and HIV/AIDS: A

Review," *International Journal of Injury Control and Safety Promotion* 15 (2008): 221-231; R. K. Jewkes et al., "Intimate Partner Violence, Relationship Power Inequity, and Incidence of HIV Infection in Young Women in South Africa: A Cohort Study," *Lancet* 376 (2010): 41-48.

(14) S. L. Martin et al., "Sexual Behaviors and Reproductive Health Outcomes: Associations with Wife Abuse in India," *Journal of the American Medical Association* 282 (1999): 1967-1972.

(15) Daniel Ottosson, *State-Sponsored Homophobia* (Brussels: International Lesbian, Gay, Bisexual, Trans and Intersex Association, 2010).

(16) *The China Stigma Index Report* (Geneva: UNAIDS, 2009).

(17) L. Stackpool-Moore et al., "Give Stigma the Index Finger! Results from *The People Living with HIV Stigma Index* in the UK in 2009" (THPE0938, Vienna: International AIDS Conference, 2010).

(18) S. Paxton et al., "AIDS-related Discrimination in Asia," *AIDS Care* 17 (2005): 413-424.

(19) 第五章注（4）。

(20) Jürgen Habermas, *The Structural Transformation of the Public Sphere: An Inquiry into a Category of Bourgeois Society* (Cambridge: Polity, 1989). ユルゲン・ハーバーマス『公共性の構造転換――市民社会の一カテゴリーについての探究』細谷貞雄・山田正行訳、未來社、一九七三年。

(21) Global Commission on HIV and the Law, *HIV and the Law: Risks, Rights & Health* (New York: UN Development Programme, 2012).

(22) Office of the United Nations High Commissioner for Human Rights, *International Guidelines on HIV/AIDS and Human Rights* (Geneva: UNAIDS, 2006).

(23) E. Cameron, "HIV is a Virus, Not a Crime: Criminal Statutes and Criminal Prosecutions" (FRPL0103, Mexico: International AIDS Conference, 2008).

第九章　長期的な展望

一九八一年にエイズが出現したときも、一九八〇年代を通しても、私たちは漠然とこの危機が長く続くことはないだろうと考えていた。流行がいつ終わるのかということはほとんど議論にならなかったし、ＨＩＶが長期の流行になるだろうということは基本的に、二〇年以上にわたって考えられることもなかった。二〇年もの間、ワクチンは今後五年以内に開発できるだろうと約束されていたのだ。だが、私たちがこのウイルスについて学んだこと、何が感染を広げ、どうすればコントロールできるのかといったことのすべてが、ＨＩＶは長期にわたって私たちとともに存在し続けることを示している。効果的なワクチンがいつ利用できるようになるかにもかかっているが、数世代とは言わないまでも、数十年は続くだろう。何かの奇跡で、いますぐ新たな感染がまったくなくなったとしても、世界中で三、五〇〇万人以上がＨＩＶに感染して生きており、その人たちのすべてが数十年にわたり莫大な予算を必要とする抗レトロウイルス治療を開始しなければならない。加えて何百万という子供が親を失い孤児になる。これが「短期成果主義《ショートターミズム》(1)」で特徴づけられる時代、数年後には流行は終わるだろうという大いなる医学的楽観主義の時代の憂慮すべき現実である。ＨＩＶによる死亡を減らし、感染の広がりを地域限定の低流行レベルにまで抑え込もうとする現在の努力を強化する一方で、エイズ対策も社会全体も現在の緊急対応的な発想から持続的な長期対応へとパラダイムを変えていかなければならない。

予防戦略の再検討

世界全体のＨＩＶ新規感染は疑いもなく減っているが、それでも二〇一六年には年間一八〇万人が新たに感染している現実があり、予防対策が成功を収めているとは言いがたい。ＨＩＶ感染の排除はおろか、非常に低いレベルに感染を減らすまでにも、実現にはまだ長い道のりがある。理論的には、いま使用可能なすべての予防手段を必要な人が常に使えるようにすれば、私たちが生きているうちに流行を低レベルに押さえ込めるようになるかもしれない。検査と早期治療によって、早ければ二〇二〇年にＨＩＶ感染の排除が可能だと予言する数学モデルもある[2]。だが、こうしたモデルで使われる介入手段の実際の効果は、その前提からしてあまりにも楽観的に過ぎる。感染は人口全体に均等なかたちで広がっているわけではないということをモデルは見逃している。ＨＩＶ感染の異なるリスクを抱えたさまざまな集団で、それぞれに起きている小規模な流行の総和が全体の感染なのだ[3]。感染と治療の関係は小規模な流行のそれぞれでかなり大きく異なっており、全体の新規感染の減少によって、流行の影響を大きく受けている集団における増加が覆い隠されてしまう可能性もある。

世界各地の最近の感染動向のいくつかは、大きな懸念材料を提供しており、エイズの終結はいまだ見えず、戦略を見直す必要があると警告しているように思われる。ウガンダでは新規感染が増加している。スワジランドでは抗レトロウイルス治療の高い普及率にもかかわらず、新規感染率は高いままだ。そして、北米、アジア、ヨーロッパでは、男性とセックスをする男性の間での流行は、抗レトロウイルス治療への良好なアクセスが確保されているにもかかわらず続いている。こうしたことはすべて、他のところでのより良好な傾向に逆行しており、特別な注意が必要だ。さらに、アフリカのいくつかの国での注射薬物使用のように、ハイリスク行動が新たに広がって、ＨＩＶ感染の可能性がある人の数が増えている。もう一つ、性的に活発な若年層の人口が歴史上、最も多くなることも、感染拡大の重大な要素になる。この傾向はサハラ以南のアフリカでとくに目立っており、セーファーセックスが先行世代より浸透したとしても、感染可能性の高い集団は拡大する。

予防プログラムが現在のペースで続けられても、さらには感染リスクにさらされているキーポピュレーション［対策のカギを握るいくつかの人口集団］に一層の配慮をするよう強化され、感染の初期段階から抗レトロウイルス治療が導入されたとしても、おそらくＨＩＶ新規感染数はゆっくりと減りはするが、流行が突然衰えるわけではない。

エイズ２０３１コンソーシアムが策定したモデルでは、対策の強化に必要な資金が得られると期待されるシナリオによっても、二〇三〇年段階でＨＩＶの新規感染がなくなることはなく、年間一〇〇万件前後でなお推移していくとみられる。こうした予測は悲観的過ぎるかもしれないが、逆に楽観的に過ぎる可能性もある。たとえば南アフリカでは、流行がピークだった一九九五年当時、年間七〇万人以上が新規にＨＩＶに感染していた。エイズ２０３１の予測では、プログラムが同じレベルで継続していけば、感染は二〇一〇年からはほぼ横ばいになるとされる（図９－１）。最良のシナリオであっても、二〇一四年時点の人口が五、二〇〇万人の国で今後二〇年間、毎年一五～二〇万人が新規に感染することになるのだ。抗レ

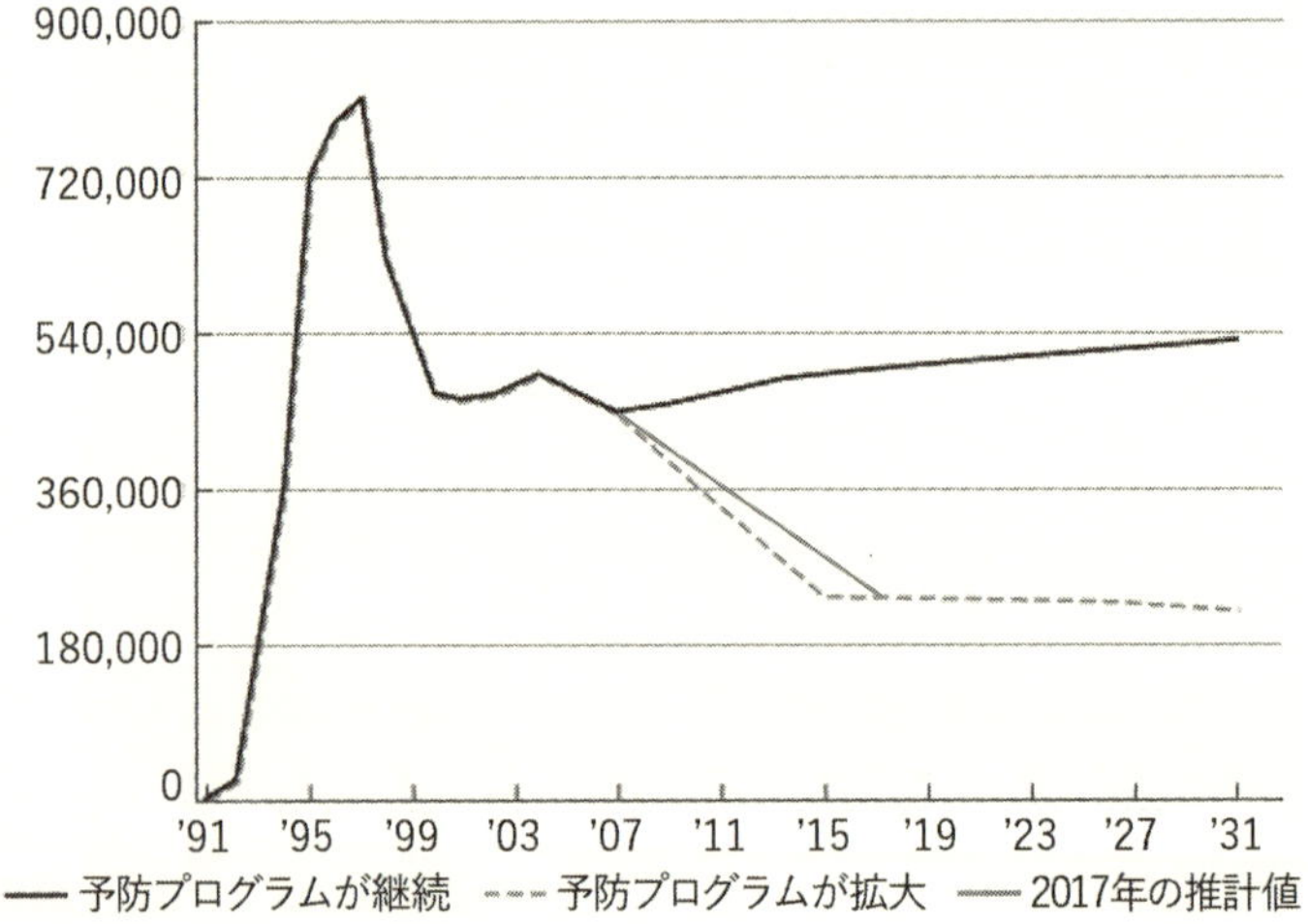

図 9－1　南アフリカの 1991 年から 2031 年までの 15 ～ 49 歳の成人層の年間新規 HIV 感染者数

資料：エイズ 2031 ワーキンググループ予測

トロウイルス治療の感染予防効果がこのモデルよりも大きければ、新規感染はもっと少なくなるが、ゼロにはならない。抗レトロウイルス治療へのアクセスが改善されたとしても、おそらくは、依然として多数の人がエイズによって死亡し、その数は年間約二〇万人に達するだろう[4]。

ＨＩＶの流行が将来どうなるのか。最もよく分からないことの一つは、アジアでの動向である。一九九〇年代の予測とは異なり、インドでも中国でも、サハラ以南のアフリカのような爆発的な広汎流行を経験することはなかった。タイ、カンボジア、ミャンマーでは、低度の広汎流行を経験したものの、その後、社会全般では感染の減少に成功している。ただし、ハイリスク集団における感染率は依然、高いままである。マレーシアとインドネシアでは、ＨＩＶは主に注射薬物使用と関連していたが、現在は性感染が主要な感染経路になっている。ただし、感染は依然として低いレベルではある。アジアのＨ

ＩＶ感染が今後二〇年でどうなっていくのかを予想するのはかなり難しい。経済開発と社会変化がどこまで性行動に影響を与えることになるのかが分からないし、小規模な流行の広がりと力学もさまざまで把握しきれないからだ。ハノイ、上海、台北[5]などアジアの大都市、そして日本の大都市でも、性行動の大きな変化が報告されている。男性にも女性にも、性の多様性がこれまでよりはっきりと示されるようになり、それがＨＩＶ感染への脆弱性を高めるかもしれない。異性間および同性間の性パートナーの増加を含め、性のライフスタイルの変化は英国でも見られる[6]。それとは対照的に世界のいくつかの場所や集団では、保守的、ないしは原理主義的な運動の影響のもとで、より厳しい性の規範を求めるような社会変化も生まれている。

　ＨＩＶ流行に対する長期的アプローチでは、抗レトロウイルス治療のユニバーサルアクセスを目指すとともに、予防を再び対策の中心に位置づけようとしている[7]。リスクの低い異性愛者層だけでなく、すべての層で、今後二〇～三〇年以内に現在のＨＩＶの世界的大流行《パンデミック》を低い地域的流行レベルにまで持ち込むには、そうした対策が不可欠である。ハイリスクの性行為や注射薬物使用が行われていても、治療の普及によって流行を終結に導けることを示すエビデンスは、いまなお限られている。さまざまな社会、経済状況のもとで何千万という人に、生涯にわたって治療を提供していくには、実施面で極めて不確かな要因が多数ある。それを考えれば、生涯にわたる抗レトロウイルス治療を必要とするすべての人に保証し、なおかつ提供を受けた人たちが高いレベルで服薬を続けることは、極めて困難と言わなければならない。

　ＨＩＶ予防の新たな対策には、第六章で検討したように、各国および国際的なエイズプログラムが戦略を見直し、コンビネーション予防をしっかり採用することが必要になる。何よりも、流行地域にはそれぞれの事情があり、さまざまな小規模の流行で必要とされることに対応できるよう、妥当かつ効果的な介入

ＨＩＶ流行に対する長期的アプローチでは、抗レトロウイルス治療のユニバーサルアクセスを目指すとともに、予防を再び対策の中心に位置づけようとしている。(7) リスクの低い異性愛者層だけでなく、すべての層で、今後二〇〜三〇年以内に現在のＨＩＶの世界的大流行《パンデミック》を低い地域的流行レベルにまで持ち込むには、そうした対策が不可欠である。

の組み合わせを考えていかなければならない。常に流行の力学の変化に対応しつつ、感染が起きている集団に対策資金を集中させる必要がある。(8) 性的なネットワーク作りに使われることが増えている携帯電話など、新たなソーシャルメディアとコミュニケーション技術をＨＩＶ予防に活用していくことも大切だ。ＨＩＶ予防の動機付けを考え、現金給付のような行動介入も費用対効果が認められるのなら探っていくべきである。

高いリスクにさらされ、年間のＨＩＶ新規感染率が継続して一〜六％に達するような集団では、予防のための課題が非常に大きい。南部アフリカのいくつかの地域における一般住民、あるいは男性とセックスをする男性やセックスワーカー、薬物使用者のいくつかのコミュニティは、そうした集団である。そこでは、抗レトロウイルス薬を使った新たな予防手段、たとえばマイクロビサイドや曝露前感染内服（ＰｒＥＰ）のための経口投与などがコンビネーション予防の一翼を担うことができそうだ。広く使われるかどうかは、おおむね利便性と費用次第だろう。ＨＩＶ流行に対する長期のアプローチは、個人レベルの性行動の変容を超えたものを目指していく必要がある。社会規範の変化、なかでも性別による不平等や性的少数者、性に基づく暴力などに関係する規範を変えるものでなければならない。

ＨＩＶ関連の死亡をなくす

一九九〇年代の公衆衛生と開発分野の専門家が抱いていた懐疑や冷笑をはるかに超えて、抗レトロウイルス治療へのアクセスの拡大は目覚ましい成果を収めてきた（第五章）。それでも二〇一六年時点で年間一〇〇万人がＨＩＶ感染のために死亡している。亡くなった人たちのほとんどは抗レトロウイルス治療へのアクセスが得られなかったか、そもそも自分が感染していることを知らなかった人たちである。ＷＨＯは現在、臨床および予防の観点から、血液一㎣あたりのＣＤ４数にかかわりなく、直ちに抗レトロウイルス治療を開始するよう勧告しており、二〇一七年には二、〇九〇万人が抗レトロウイルス治療を受けている。

現在および将来の抗レトロウイルス治療の需要は膨大なもので、とりわけ保健医療サービスの基盤が脆弱な国では大きい。貧困国は慢性的な医療人材と施設の欠乏にあえぎ、そのうえ、人材が富裕国に流出してしまうこともしばしばある。こうした現状で、どうすれば増大する需要に対応できるのか。サハラ以南のアフリカの人口は世界全体の一一％だが、疾病負担は世界の二四％、ＨＩＶ陽性者数は六八％を占めている。しかも、そこには世界の医療従事者のわずか三％しか配置されていないのだ。より効率的な医療提供の方法を開発することは不可避の緊急課題である。同時にそれは慢性的な疾患に対し、対応可能なモデ

> サハラ以南のアフリカの人口は世界全体の一一％だが、疾病の負荷は世界の二四％、ＨＩＶ陽性者数は六八％を占めている。しかも、そこには世界の医療従事者のわずか三％しか配置されていないのだ。

ルを新たに開発する機会にもなる。循環器疾患、がん、糖尿病、肥満、認知症などの疾病は増加しており、世界的に対応を迫られている課題でもある。その新たなモデルには、タスク・シフティング（第五章参照）、および保健やコミュニティのサービス本流へのエイズ治療の統合などが含まれている。たとえばウガンダでは、患者は医療センターでもコミュニティでも同じ臨床効果のある抗レトロウイルス治療が受けられるようになっている。しかもコミュニティでの治療は、患者にとって費用がはるかに安く、服薬の継続をおそらく改善してもいる。レソトでは看護師や訓練を受けたカウンセラーに患者のケアを任せることによって、病院で医師から治療を受けるよりも、予後管理と服薬の継続は向上している。クワズールナタール州では、訓練を受けたコミュニティの医療補助員を活用することで、結核とＨＩＶに重感染している患者が恩恵を受けている。臨床検査の簡素化と標準化は、とくにウイルス量の測定において、医療ケアの向上に貢献するはずだ。治療のすべてのステップを最適化することで、全体として「少ない費用で大きな効果(9)」とまではいかないにしても、同じ予算でより多くの患者が抗レトロウイルス治療の恩恵を得られるようになるに違いない。

高所得国では長期にわたる抗レトロウイルス治療の合併症に最先端の医療で対応しており、それには加速する高齢化、代謝異常、循環器疾患その他の問題が含まれる。しかし、資金の限られた国で抗レトロウイルス治療を受けている人が現在では一千万人を超えている。この人たちの長期にわたる臨床の問題はどう管理すればよいのだろうか。より多くの人が抗レトロウイルス治療を受けられるようにするだけでなく、こうした長期にわたる治療に対する簡潔で、資金負担が可能な治療戦略を緊急に開発する必要がある。抗レトロウイルス治療を続けていくには、何をするのかということと同時に、どのように臨床管理を行うのかということが、少なくとも同等に重要である。

ＨＩＶのように変異が速いことをサバイバルのメカニズムにしているウイルスでは、抗レトロウイルス薬に耐性を持つウイルスの出現は避けられない。とりわけ服薬の継続が不完全だったり、薬の組み合わせが不適切だったりすると出現しやすい。短期的長期的にそうした耐性がどのくらい大きな臨床上の問題になるのかは、はっきりしていない。抗レトロウイルス治療の第一、第二選択薬の組み合わせを標準化することが、ケアの際のウイルス量測定を広げること、コミュニティ、経済、行動面での介入により治療の継続を促進することとあわせて、耐性出現を最小限に抑えるために必要になる。こうしたことも長期的なエイズ戦略の一部に組み入れておかなければならないのだ。同時に、治癒困難な慢性感染、長期治療がもたらす問題、抗レトロウイルス薬に対する大規模な耐性出現の可能性、これらは新たな抗ＨＩＶ薬の研究に対して投資を続ける必要があることも示している。

財源

第七章で検討したように、ＨＩＶ予防と治療のための長期的費用は非常に大きい。飛躍的な技術の進歩がなければ、中・低所得国がエイズと闘うために必要な資金は二〇三一年には年間一九〇億〜三五〇億ドルに達するだろう。現在の二〜三倍である[10]。何百万もの人に生涯にわたって抗レトロウイルス治療を提供するのは相当の重荷であり、おそらく流行が広がっているアフリカの低所得国の負担能力を超えている。ウガンダやスワジランドといった国の年間ＧＤＰの三倍に相当する費用がかかるかもしれないのだ[11]。世界および各国の短期的なＨＩＶプログラムに対する資金については、拡大の余地は少ないにしても、確保されているように見える。それはわけても、二〇一六年のグローバルファンド増資会合が二〇一七年からの三年間に一二九億ドルの拠出誓約を取り付けることに成功し、米国の議会がこれからも関与を続けることエイズ対策への資金を持続的に確保していくには、これまで繰り返されてきた道義的な説得、エイズがもたらす社会的影響、投資に対する大きな見返りをめぐる議論、有名人の呼びかけを超えるものが必要だろう。各国の財務大臣からは、どうしてエイズ対策資金は毎年増加するのか、どんな成果が上がっているのか、他の保健課題や社会課題ではなくエイズ対策に投資すべき理由は何かといった厳しい質問が、これまでにも増して頻繁に出されるようになっている。

を明らかにしているからだ。だが、長期的なエイズ対策資金は心許ない。他の公共予算も同じことだが、はっきりとしたことはいえない。すでに指摘したように、今後数年間のＨＩＶ対策への戦略的選択は将来の流行の軌道に決定的な影響を与えるだけでなく、社会全体が負担する最終的な費用にも影響する。ＵＮＡＩＤＳが非常に参考になる投資枠組みを示しているが、効率性の向上をはかるために、いまこそ取り組むべき活動と機会に明確な優先順位をつける必要がある[12]。

エイズはグローバルファンドのように保健分野の新たな国際資金メカニズムを生み出してきた。同時にこうした世界的な資金確保は、古典的な国際開発援助の一部でもある。今後数十年の間に開発援助がどのように進化していくのか、その規模や形態はどうなるのか、それは分からない。しかし傾向としては、開発援助は主として国際公共財に、つまり国際安全保障、経済の安定、標準的な援助、地球温暖化への対応、感染症の世界的流行の制御などに向けられている[13]。最貧にしてエイズの流行に深刻な影響を受けているサハラ以南のアフリカ諸国は、現在のような好ましい経済成長が今後も続くと仮定しても、何年にもわたってエイズに対応していくには、外部からの支援を継続的に受けなければならない[14]。中所得国が自国のエイズ対策資金のほとんどを国内でまかなえるようになり、より多くの国際資金を低所得国に回せるようになったことは、希望の持てる傾向である。

エイズ対策への資金を持続的に確保していくには、これまで繰り返されてきた道義的な説得、エイズがもたらす社会的影響、投資に対する大きな見返りをめぐる議論、有名人の呼びかけを超えるものが必要だろう。各国の財務大臣からは、どうしてエイズ対策資金は毎年増加するのか、どんな成果が上がっているのか、他の保健課題や社会課題ではなくエイズ対策に投資すべき理由は何かといった厳しい質問が、これまでにも増して頻繁に出されるようになっている。地域、および国際レベルにおける断固とした指導力のほかに、低・中所得国には国内の公的投資を増やすことが求められている。そのなかには政策の変更や影響を強く受けている人たちへの支援、より効果的なＨＩＶ予防対策に向けた戦略の見直し、既存資金の管理の向上などが含まれるだろう。それはおそらくエイズ対策という「ブランドの再構築」を行うことになる。

リーダーシップ

過去三〇年に及ぶグローバルなエイズ対策から学んだ大きな教訓の一つは、政治およびコミュニティにおけるリーダーシップがなければ、前進は期待できないということだ。リーダーシップがきちんと示されたときには国、コミュニティ、企業、宗教団体、ＮＧＯなどの状況も大きく変わっていく。エイズに関しては現在、メディアに以前のような関心はなく、大きな国際会議や一二月一日の世界エイズデーの際に時折、注意を引く程度である。

エイズアクティビズムでさえも活動が低下している国が多い。国際紛争に目を奪われがちなため、ある新たなリーダーシップは、若者の間に生まれつつあり、特定の個人やメディアスターに集中するようなかたちではなくなるだろう。そのリーダーシップを国またはコミュニティの中心的な開発課題、保健課題の一部として位置づけることが大切である。南部および東部アフリカのようにHIVの流行に大きな打撃を受けている国々ではとくにそれが必要になる。

いは活動疲れや資金不足のためかもしれないし、おそらくは治療のアクセスが広がり、多くのコミュニティがエイズを重要視しなくなっているといった事情もあるのだろう。エイズ対策への継続的投資の必要性を訴え、無視されてきた人たち、スティグマを与えられた人たちのためにもっと声をあげ、政府や研究機関に約束を果たすよう責任を追及していくには、新世代のアクティビストが必要である。そうしたアクティビズムがなければ、政府は約束を守らなくてもプレッシャーを感じなくなってしまうだろう。世紀の転換から一〇年、エイズはG８のような世界規模、および地域規模の会合の重要課題ではあったが、最近はＵＮＡＩＤＳのミシェル・シディベ事務局長の尽力でアフリカ連合が唯一の例外であることを除けば、そうした状態にはない。

新たなリーダーシップは、若者の間に生まれつつあり、特定の個人やメディアスターに集中するようなかたちではなくなるだろう。そのリーダーシップを国またはコミュニティの中心的な開発課題、保健課題の一部として位置づけることが大切である。南部および東部アフリカのようにＨＩＶの流行に大きな打撃を受けている国々ではとくにそれが必要になる。そうした国々では、エイズは常に国民の代表である議会で議論され、政府の閣議にも取り上げられる課題でなければならない。対策資金は通常予算に組み入れられなくてはならない。

プログラムの実施

ＨＩＶの予防と治療に関してはすでに、多数の国や機関に経験の蓄積があり、大規模な対策もしばしば行われてきたので、エイズに長期的に対応するための主要課題は、プログラムの提供体制の改善である。第一に、現在の予算を有効に活用し、予防と治療のサービスを必要とするもっと多くの人に届くようにすることは可能である。[15]第二に、長期にわたる慢性疾患医療の管理については、これを徹底的に見直し、有効性、持続可能性、費用負担可能性を大幅に改善する必要がある。[16]第三に、排除や差別の対象になりやすい集団への働きかけがうまくいかない理由は、政策的障害だけではなく、運営やサービス提供の方法がまずいことにもある。改善をはかるには、公共サービスの適切な運用、ＮＧＯの情熱、実業界の起業家精神と参画意欲を最大限に活用する必要がある。意欲と実行を測る指標も検討しなければならない。また、実験的手法の成果を取り入れること、すべてのレベルで定期的に業務評価を行うこと、その際に関係者への説明責任をきちんと果たすことも大切だ。こうしたことはすべて、エイズ対策に限った課題というわけではない。これまでもしばしばそうだったように、エイズ対策には他の保健プログラムや医療サービス全般に役立つような創意工夫を示す力があるのだ。

科学研究と創意工夫

エイズ対策の進歩の多くは科学的発見と創意工夫の結果だった。とりわけ一九九六年の高活性抗レトロウイルス治療（ＨＡＡＲＴ）の導入は目を見張るべき大きな変革だった。この流行の制圧にはさらに研究

この流行の制圧にはさらに研究と工夫が必要になる。生物医学分野の重要課題はワクチン、完治療法、そして新薬の開発である。基礎的なウイルス学、免疫学の面でのＨＩＶ感染に対する理解は大きく進んでおり、ワクチン開発のための科学的基盤はすでに整っているのだが、実際に感染を防げるかどうかを知るには、人を対象にした臨床試験を行わなくてはならない。

と工夫が必要になる。生物医学分野の重要課題はワクチン、完治療法、そして新薬の開発である。基礎的なウイルス学、免疫学の面でのＨＩＶ感染に対する理解は大きく進んでおり、ワクチン開発のための科学的基盤はすでに整っているのだが、実際に感染を防げるかどうかを知るには、人を対象にした臨床試験を行わなくてはならない[17]。これまでのところ、唯一の試験（ＲＶ１４４）は、タイで二つの異なるワクチン候補を組み合わせて行われ、控えめな防御効果（二六～三一％の効果）が示されるにとどまったが、防御免疫が確立できることを証明した点では、ワクチン研究を勇気づけるものだった[18]。ワクチン開発への道は依然、遠いものの、研究は不可欠だ。効果的なワクチンが広く利用できるようにならなければ、ＨＩＶの流行が終わるとは考えられないからだ[19]。

同じように、まだ二、三人のレベルではあるが、すでにＨＩＶ感染の完治は可能であるという考え方も証明されており、さらに工夫を重ねた研究が進められている。究極の目標は資金の乏しい国でも多くの人が利用できるかたちの完治療法を実現することだ。新たな抗レトロウイルス薬の開発は、すでに使われている抗レトロウイルス薬に対する耐性を無効にし、克服するために依然、必要であり、同時に、患者にとって生涯にわたる治療をより受けやすいものにしていくには、効果の持続を長くし、副作用を小さくする必要がある。最後に、抗レトロウイルス治療の長期化に伴って、治療のモニタリングのために、臨床で使える簡便な検査法の必要性も高まっている。

もう一つの重要な研究分野は、第六章で詳しく検討したＨＩＶ予防策の開発と評価である。そのためには人の行動と社会の構造に関する研究を増やすことも必要だ。抗レトロウイルス治療にしても、行動に関わる要素は大きく、治療の継続性を高めるための研究などがさらに求められている。第三の研究領域は施策とその効果を測る研究である。ＨＩＶ感染を制御するうえで基礎研究と同じぐらい重要なのに十分な資金が確保されていない。この研究は、実際に行われているプログラムの評価をより厳密に行うという課題とつなげ、常にエイズ対策やその担当者にフィードバックできるようにする必要がある。最後に、長期的なエイズ対策の経済、財政、政治に関する研究も、財政担当者に情報を提供し、継続可能な対策を資金面から選択し策定するうえで、不可欠である。

エイズの終結？

政治と科学とサービス提供が相乗効果を発揮できれば、山を動かし、世界中で多数の人の命を救える。エイズ対策は短い歴史のなかでそれを示してきた。世界はいま、エイズとの闘いの新たな段階に入ろうとしている。予防と治療の装備はこれまでになく強力であり、世界の多くの地域で新規感染も死亡も減少に転じている。だが、同時にかつて対策が成功を収めた集団で、新規感染が再び増加し、感染に対し脆弱であり、同時に流行と対策の鍵となるコミュニティや地域では依然、高い感染率が続いているといった弱点も初めて現れている。

科学的な進歩を生かし、世界的な流行を限定的な地域流行のレベルにまで抑え込む軌道に向かって加速

> 世界的な流行を限定的な地域流行のレベルにまで抑え込む軌道に向かって加速するために、科学的な進歩を生かし、政治的な推進力を強める機会は、極めて限られているというべきだろう。

するために、科学的な進歩を生かし、政治的な推進力を強める機会は、極めて限られているというべきだろう。その貴重な機会を活用するには、現在の対策を根本的に再構築して、長期的な対応が可能になるよう、エイズ対策の戦略を転換する必要がある。[20] 過去三〇年あまりの間に、エイズ運動は克服不可能と思われた障害を一つ一つ乗り越えてきた。現代における公衆衛生上の最大の悲劇の一つに対する闘いはまだ続いているが、これから登場する新たな課題に対してもなお、克服していけるエネルギーと創造力をエイズ運動は備えている。

注

（1）Oxford Martin Commission for Future Generations, *Now for the Long Term* (Oxford: Oxford Martin School, 2013).

（2）R. M. Granich et al., "Universal Voluntary HIV Testing with Immediate Antiretroviral Therapy as a Strategy for Elimination of HIV Transmission: A Mathematical Model," *Lancet* 373 (2009): 48-57.

（3）C. Beyrer et al., "Time to Act: A Call for Comprehensive Responses to HIV in People Who Use Drugs," *Lancet* 376 (2010): 551-563; C. Beyrer et al., Global Epidemiology of HIV Infection among Men Who Have Sex with Men," *Lancet* 380 (2012): 367-377; S. Baral et al., "Burden of HIV among Female Sex Workers in Low-Income and Middle-Income Countries: A Systematic Review and Meta-Analysis," *Lancet*

Infectious Diseases 12 (2012): 538-549.

(4) The aids2031 Consortium, *AIDS: Taking a Long-term View* (Upper Saddle River, NJ: Financial Times Science Press, 2010).

(5) L. S. Zabin et al., "Levels of Change in Adolescent Sexual Behavior in Three Asian Cities," *Studies in Family Planning* 40 (2009): 1-12.

(6) C. H. Mercer et al., "Changes in Sexual Attitudes and Lifestyles in Britain through the Life Course and Over Time: Findings from the National Surveys of Sexual Attitudes and Lifestyles (Natsal)," *Lancet* 382 (2013): 1781-1794.

(7) S. M. Bertozzi, T. E. Martz, and P. Piot, "The Evolving HIV/AIDS Response and the Urgent Tasks Ahead," *Health Affairs* 28 (2009): 1578-1590; The aids2031 Consortium, *AIDS: Taking a Long-term View* (Upper Saddle River, NJ: Financial Times Science Press, 2010).

(8) A. Jones et al., "Transforming HIV from Pandemic to Low Endemic Levels: A Public Health Approach to Combination Prevention," *Lancet* 384 (2014): 272-279.

(9) M. A. Boyd and D. A. Cooper, "Optimisation of HIV Care and Service Delivery: Doing More with Less," *Lancet* 380 (2012): 1860-1866.

(10) R. Hecht et al., "Critical Choices in Financing the Response to the Global HIV/AIDS Pandemic," *Health Affairs* 28 (2009): 1591-1605.

(11) E. Lule and M. Haacker, *The Fiscal Dimension of HIV/AIDS in Botswana, South Africa, Swaziland, and Uganda* (Washington DC: The World Bank, 2011).

(12) B. Schwartländer et al., "Towards an Improved Investment Approach for an Effective Response to HIV/AIDS," *Lancet* 377 (2011): 2031-2041.

(13) D. T. Jamison et al., “Global Health 2035: A World Converging within a Generation,” *Lancet* 382 (2013): 1898-1955.

(14) A. Vassall et al., “Financing Essential HIV Services: A New Economic Agenda,” *PLoS Medicine* 10, no. 12 (2013): e1001567.

(15) S. M. Bertozzi, T. E. Martz, and P. Piot, “The Evolving HIV/AIDS Response and the Urgent Tasks Ahead,” *Health Affairs* 28 (2009): 1578-1590.

(16) J. Y. Kim, P. Farmer, and M. E. Porter, “Redefining Global Health-Care Delivery,” *Lancet* 382 (2013): 1060-1069.

(17) J. Esparza, “A Brief History of the Global Effort to Develop a Preventive HIV Vaccine,” *Vaccine* 31 (2013): 3502-3518.

(18) S. Rerks-Ngarm et al., “Vaccination with ALVAC and AIDSVAX to Prevent HIV-1 Infection in Thailand,” *New England Journal of Medicine* 361 (2009): 2209-2220.

(19) A. S. Fauci, “An AIDS-Free Generation Is Closer than We Might Think,” *Washington Post*, July 12, 2013.

(20) H. J. Larson, S. Bertozzi, and P. Piot, “Redesigning the AIDS Response for Long-Term Impact,” *Bulletin of the World Health Organization* 89 (2011): 846-821.

訳者あとがき

著者ピーター・ピオット（Peter Piot）は、アフリカでの医療を志して基礎医学の研究を始めた直後の一九七六年、ザイール（現コンゴ民主共和国）で発生したエボラウイルス病に遭遇してその病原体の分離に関わり、流行地に飛んでその病像と疫学を調査しました。この業績を出発点に、母国ベルギーとアフリカのザイール、ケニアなどで性感染症の基礎研究と臨床研究に従事するなかで、一九八一年に米国で初めて報告され、欧州でも広がり始めていたエイズが、アフリカで猛威を振るっていることに直面し、世界に初めて報告しました。その後、一九九五年に創設された国連合同エイズ計画（ＵＮＡＩＤＳ）の初代事務局長として国際的課題となった感染症対策を先導しました。その職を辞する二〇〇八年までの世界のエイズ運動と著者の貢献については、回顧録 *No Time to Lose: A Life in Pursuit of Deadly Viruses*. W.W. Norton & Company, 2012（邦訳『ノー・タイム・トゥ・ルーズ――エボラとエイズと国際政治』慶應義塾大学出版会、二〇一五年）にまとめられています。その功績に対して、野口英世アフリカ賞（二〇一三年）、ガードナー国際保健賞（二〇一五年）はじめ多数の賞や学位が贈られ、現在はロンドン大学衛生・熱帯医学大学院（ＬＳＨＴＭ）の学長を務めています。

著者はパリのコレージュ・ド・フランスで二〇〇九年から翌年にかけて行った講義をもとにフランス語

版を刊行し（*Le sida dans le monde: Entre science et politique*. Odile Jacob, 2011）、ついでそれは英語版に翻訳されました（*AIDS between science and politics*. tr. by Laurence Garey, Columbia University Press, 2015）。本書はその日本語版です。ＨＩＶの流行とそれへの社会の取り組みは現在進行形であり、各版とも編集時点での最新の情報に基づいています。日本語版でも著者と訳者とが協働して、叙述、データ、図表に必要な改訂を加えました。

「政治や経済を抜きにして、科学が人びとのためにできることはほとんどないが、同時に科学的な根拠と人権の尊重がなければ、政治は有効に機能しないし、有害なことすらある」。回顧録に貫かれていた著者のこの確信が、本書では九つの章の各主題に即して詳細に展開されています。

世界に広がるエイズの流行という未曾有の課題に対して、国際社会とコミュニティがつくり出したエイズ運動という画期的で包括的な取り組みは、大きな進展を示してきました。しかし、二〇一六年の国連政治宣言に掲げられた新規感染と死亡の減少などの目標には未だ遠く及ばず、対策資金は頭打ちないし減少しています。また治療の成果については科学の進歩が注目されますが、政治という言葉に象徴されるエイズ運動の社会的側面は見逃されがちです。本書に示された科学と政治との連携の軌跡は、世界的大流行《パンデミック》を小規模な地域流行《エンデミック》にまで抑え込むというエイズ終結への道の展望に際して、さらにはグローバルな保健課題や環境問題の検討に対して、貴重な寄与をすることが期待されます。

訳者にとって、友人であるピーターとともに日本語版を上梓できることは大きな喜びであり、つねに支えてくれるハイジ（Heidi Larson）、典子、由紀子に感謝します。本書の改訂のために、ＬＳＨＴＭのジュリア・スペンサー（Julia Spencer）さんには、資料の収集を助けていただきました。前著の訳者の一人である大村朋子さんからも訳語や表現について助言をいただいています。編集では慶應義塾大学出版会の奥田詠二さんから多々適切な助言と助力をいただきました。出版に際しては、助成をいただいた公益社団法人グローバルヘルス技術振興基金（GHIT Fund）の中谷比呂樹さんとB・T・スリングスビーさんに多大なご配慮をいただきました。みなさまにこころから感謝の意を表します。

二〇一八年九月

訳　者

慶應義塾大学出版会

ノー・タイム・トゥ・ルーズ

エボラとエイズと国際政治

ピーター・ピオット 著／
宮田一雄・大村朋子・樽井正義 訳

アフリカの熱帯雨林から国際政治のジャングルへ―。エボラウイルス発見者の一人であり、UNAIDS（国連合同エイズ計画）事務局長を務めた著者が綴る、波乱万丈の回想録。

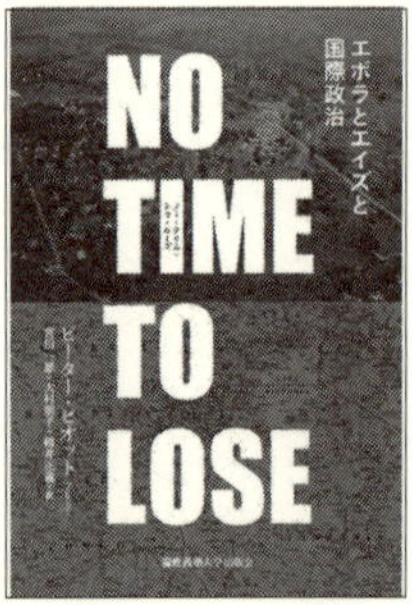

四六判／上製／498頁
ISBN 978-4-7664-2197-2
◎ 2,700円　2015年3月刊行

◆主要目次◆

表示価格は刊行時の本体価格（税別）です。

エイズは終わっていない
——科学と政治をつなぐ9つの視点

2019年2月20日　初版第1刷発行

著　者————ピーター・ピオット
訳　者————宮田一雄・樽井正義
発行者————古屋正博
発行所————慶應義塾大学出版会株式会社
〒108-8346　東京都港区三田2-19-30
TEL〔編集部〕03-3451-0931
〔営業部〕03-3451-3584〈ご注文〉
〔　〃　〕03-3451-6926
FAX〔営業部〕03-3451-3122
振替　00190-8-155497
http://www.keio-up.co.jp/
装　丁————土屋　光／Perfect Vacuum
組　版————株式会社キャップス
印刷・製本——中央精版印刷株式会社
カバー印刷——株式会社太平印刷社

Printed in Japan ISBN 978-4-7664-2541-3

［著　者］

ピーター・ピオット（Peter Piot）

ロンドン大学衛生・熱帯医学大学院学長、元国連合同エイズ計画（UNAIDS）事務局長。
1949年ベルギー生まれ。1976年、ヘント大学でM. D. 医学博士、1980年にアントワープ大学でPH. D（微生物学）取得。アントワープ熱帯医学研究所の微生物免疫学教授等を経て、1995年から2008年まで国連合同エイズ計画（UNAIDS）初代事務局長。2010年から現職。常に活動の拠点をアフリカに置き、エボラ出血熱、HIV／エイズをはじめとするアフリカ大陸の感染症に関する研究を行う。またUNAIDS事務局長としてHIVの世界的流行に対する国際的関心を惹起し、地球規模での対策を実現させるうえで中心的役割を担った。2013年、アフリカでの医学研究・医療活動の分野において顕著な功績を挙げた者に贈られる「野口英世アフリカ賞」（第2回）を受賞。著書に *No Time to Lose: A Life in Pursuit of Deadly Viruses.* W.W. Norton & Company, 2012（邦訳『ノー・タイム・トゥ・ルーズ——エボラとエイズと国際政治』慶應義塾大学出版会、2015年）ほか。

［訳　者］

宮田一雄（みやた　かずお）

元産経新聞特別記者。

樽井正義（たるい　まさよし）

慶應義塾大学名誉教授。

索　引

事　項

数字

100% コンドームキャンペーン（100 percent condom campaign）　25, 75, 101
3 by 5 構想（3 by 5 Initiative）　106, 123
90-90-90 ターゲット（90-90-90 Target）　128

アルファベット

ACT UP　96-97
Eskom（南アフリカ電力公社）　175
GAVI アライアンス（Global Alliance for Vaccines and immunization：ワクチンと予防接種のための世界連盟）　178
GIPA（Greater Invoivement of People living with and affected by HIV/AIDS）　62, 93
HIV ／エイズと人権国際ガイドライン（HIV/AIDS and Human Rights International Guideline）　200
HIV ／エイズと闘うカリブ諸国パートナーシップ（Pan Caribbean Partnership against HIV/AIDS：PANCAP）　59, 81
HIV と人権に関する国際専門家会議（International Consultation on HIV/AIDS and Human Rights）　190
HPTN 052 研究　127
MM1（"Mobutu-Mubarak 1"：モブツ・ムバラク 1 号）　111
MTV ネットワーク・インターナショナル（MTV Networks International）　77-8, 98
PrEP（Pre-Exposure Prophylaxis）　→曝露前予防内服
RED キャンペーン（RED campaign）　59
Sidaction　96
UN ウイメン（UN Entity for Gender Equality and the Empowerment of Women）　72
UN プラス（UN Plus）　201
UNITAID　59 , 185

あ行

アヴァハン　Avahan HIV prevention program　7, 140
アクセス促進構想　Accelerating Access Initiative　119
アクティビズム　activism　→エイズ運動
アジア太平洋エイズ学会　AIDS Society in Asia and the Pacific, ASAP　104
アパルトヘイト　apartheid　17, 46-8
アブジャ宣言　Abuja Declaration　179
アフリカ・エイズ学会　Socoety for AIDS in Africa, SAA　104
アフリカ女性エイズ協会　Society for Women and AIDS in Africa, SWAA　103
安全保障問題としてのエイズ　security problem, as AIDS　80
遺児　orphans　39-40, 173-4
移住労働　immigration　46-47, 170, 175
異性間感染　heterosexual transmission　14-15
依存症治療　addiction treatment　154-155
一夫多妻　polygamous unions　45

移動の自由（と制限） freedom of movement, restriction to 66, 197
イニシアティブ initiative
世界レベル 82-83
地域レベル 81-82
インチキ医学 charlatanism 111
ウイルス量 viral load 26
ウェストファリア条約 Treaty of Westfalia 108
ウェルカム・トラスト Wellcome Trust 59
エイズ2031コンソーシアム aids2031 consortium 160, 207
エイズ運動 AIDS movement 4, 77, 105-107, 133, 199 →市民社会運動
エイズ支援組織 The AIDS Support Organization, TASO 73, 101, 130-131
エイズ特別プログラム Special Programme on AIDS, WHO 64
『エイズとその隠喩』 *AIDS and its metapher* 191
エイズの理解 conceptualization of AIDS 65
開発 68-69
感染症 65-66
人権 66-68
人間の安全保障 69-70
エイズ法律プロジェクト AIDS Law Project 100
疫学調査 epidemiological surveillance
広範流行と局限流行 14-16
流行の推計 11-14
エボラウイルス Evola virus 28
欧州委員会 European Commission 120

か行

開発 development 68-69
カオス理論 chaos theory 58
価格（抗レトロウイルス薬の） price 114-115, 117-122, 181
革新的資金調達 innovative financing 185
隔離 quarantine 189
カスケード cascade
抗レトロウイルス治療 128-130
薬物使用 155
家族計画組織 family planning organizations 63
合併症 co-morbidity 131
割礼手術 circumcision →男性割礼手術
カリブ共同体 Caribbean Community, CARICOM 81, 121
感染 transmission 26-30, 139-141
性感染症 43-45
治療 148-150
母子―― 152-154
→性行動、ハイリスク、流行
感染の確率 probability of transmission 26-27, 139
感染症 communicable/infectious disease 65-66
完治 cure 113, 133, 218
企業 buisiness
アクティビズム 97
対策 78
→職場
擬似科学 pseudoscience 111-112
寄生虫 parasites 44
教育 education 169, 200
『狂気の歴史』 *History of Madness* 191
強制検査 compulsory testing 66
強制実施権 compulsory licensing 100, 121
恐怖 fear 190-194
局限流行 concentrated epidemic 14-16
緊急対応 emergency measures
公衆衛生上の 189-190
国・国家 states →政府
クリントン財団 Clinton Foundation 122
グローバルファンド →世界エイズ・結核・マラリア対策基金
ゲイコミュニティ gay communites →同性愛者

経済　economics　167
生産性への影響　174-175
マクロ——への影響　171-173
流行拡大要因　167-168
→遺児、資金
刑法 377 条　Session 377 of penal code, インド　198
ゲイ・メンズ・ヘルス・クライシス　Gay Men's Health Crisis, GMHC　96
結核　tuberculosis　38, 40-41, 87, 132, 191
多剤耐性（multidrug-resistant：MDR）——　40
研究　research　96, 127, 132, 217-219
研究・コミュニケーション・行動・治療協会　Association for Research, Communication, Action and Treatment, Arcat　96
憲法　constitutions　51, 98, 100, 105-106, 113, 193
高活性抗レトロウイルス療法　highly active antiretroviral therapy, HAART　112, 217　→治療
公共財　public goods　57-58, 133, 214
鉱山労働者　miners　37, 46-47, 175
高所得国　high-income countries
エイズ対策　77-79
治療　113-114
→資金
構造的要因　structual determinant　→社会的要因
高度地域流行（ハイパーエンデミック hyperendemic）　33-40
アパルトヘイト　46-48
拡大要因　42-46
女性　41-42
成果と課題　51-53
否認の政治　48-51
広範流行　generalized epidemic　14-16
高齢化　aging　131, 212
抗レトロウイルス治療　antiretoroviral treatment　112　→治療
国際 HIV ／エイズ連合　International HIV/AIDS Alliance　59
国際 HIV 陽性女性コミュニティ　International Community of Women Living with HIV/AIDS, ICW　59, 103
国際エイズ会議　International AIDS Conference　33-34, 99, 104, 112, 120, 189
国際エイズ学会　International AIDS Society, IAS　104
国際エイズ・サービス組織評議会　International Council of AIDS Service Organizations, ICASO　59, 77
国際開発援助機関　international development agencies　121-122
国際開発省　Department for International Development, DFID：英国　121
国際開発庁　Agency for International Development, USAID：米国　121-122
国際政治課題　international political issue　1-2, 56
2000 ／ 2001 年　79-83
UNAIDS　70-72
各国の指導者　73-76
グローバルファンドと PEPFAR　84-87
高所得国　77-89
初期の対応　60-65
→公共財、国連宣言、市民社会運動
国際治療連帯基金　International Thrapeutic Solidarity Fund　116
国際通貨基金　International Monetary Fund, IMF　74
国際労働機関　International Labour Organization, ILO　72, 171
黒人エイズ研究所　Black AIDS Institute　97
国内総生産　gross national product, GDP　168
国連　United Nations, UN
初期対応　62-65　→ MDGs, UNGASS
薬価　118
国連エイズ特別総会　UN General

Assembly Special Session on HIV/AIDS, UNGASS　82
国連開発計画　UN Development Programme, UNDP　57, 64, 68, 72
国連教育科学文化機関　UN Educational, Scientific and Cultural Organization, UNESCO　72
国連経済社会理事会　UN Economic and Social Council　71
国連合同エイズ計画　Joint United Nations Programme on HIV/AIDS, UNAIDS
NGO　72, 94
人権　105, 190, 200
創設　64-65, 70-71
治療　106, 114-115, 119, 123-124, 128-130
流行推計　11-12, 14
国連児童基金　UN Children's Fund, UNICEF　62-64, 71
国連食糧農業機関　Food and Agriculture Organization, FAO　172
国連人権高等弁務官事務所　Office of the UN High Commission for Human Rights, OHCHR　200
国連人権センター　UN Center for Human Rights　190
国連人口基金　UN Population Fund, UNFPA　63, 72
国連難民高等弁務官事務所　Office of the UN High Commissioner for Refugees, UNHCR　72
国連薬物犯罪事務所　UN Office on Drugs and Crime, UNODC　72
国連安全保障理事会　UN Security Council　80
国連宣言　UN declarations
コミットメント宣言　82-83, 106, 121
政治宣言　130
パリ宣言　61, 93
国家情報委員会　National Intelligence Council：米国　80
国境なき医師団　Medicins sans Frontieres, MSF　97, 100, 115
子供　children　→遺児、母子感染予防
コミットメント宣言　Declaration of Commitment on HIV/AIDS：国連HIV/エイズ――　82-83, 106, 121
コンドーム使用　condom use　36, 52, 139-140
→100% コンドームキャンペーン
コンビネーション予防　combination prevention　6, 137-138, 144-145
→予防

さ行

再生産率　reproductive rate, R_0　26-28, 139
差別　discrimination　191-197
資金配分　146-148
法律　189, 198-201
→移動の自由、職場、人権、同性愛、反差別
差別価格設定　differencial pricing　115, 122
ジェネリック抗レトロウイルス薬 generic antiretrovirals　99-101, 115, 117-122
ジェネリック薬　generic drugs　100, 117
ジェンダー　gender　→性別
資金　financing/funding　175-178
国内　179, 181, 184-185
課題　183-185, 213-215
配分
エイズと他の疾患　179-180
治療と予防　181-183
→費用
疾病予防管理センター　Center for Disease Controle, CDC：米国　13
ジニ係数　Gini coefficient　168
シプラ　Cipla　118
死亡原因集合モデル　Cause of Death Ensemble model, IHME　14
死亡者数・死亡率　mortality　10-11, 30-31

長期対策　211-213
治療　17-19, 127
南部アフリカ　38-39, 49-51
市民社会運動　civil society movement　93-94
基本的役割　95-102
グローバリゼーション　102-104
成功の条件　87-88
多様性　95-102
地域における連携　104
長期対策　212-213
特徴　105-106
社会規範　social norm　160, 192, 200, 210
社会的要因　social determinant　73, 137, 158-160, 191-193
重感染　co-infection　44
宗教関連組織　faith/religious-based organization　97-98
小児エイズ臨床試験グループ　Pediatric AIDS Clinical Trial Group　152
商業的セックス　commercial sex　75-76
職場　work place
差別　196
反差別　78, 201
「――におけるエイズ」プログラム “AIDS in the workplace” programs　78
女性　women
感染　29-30, 37, 41-42
治療　124-125
暴力　159, 193-194
→遺児
新規感染者数・新規感染率　incidence　10-11, 30-31, 140-141
推計　12-13, 141-143
長期対策　207-208
人権　human rights　1, 64, 66-68, 83, 105, 190, 197-199, 201
UNAIDS　72, 200
健康権　113
侵害・差別　188-189, 195-197
→差別
スティグマ　stigmatization　2, 190-191, 199-201　→差別
ステイング・アライブ財団　Staying Alive Foundation　77
性器ヘルペス　genital herpes　26, 29, 44
性行動　sexual behavior
感染　26-30, 44-45
長期対策　209-210
→コンドーム使用、セックスパートナー数
政策提言　advocacy　93　→エイズ運動
生産性　productivity　174-175
政治　politics
国内――　60, 74-75
否認の――　34, 48-51, 116
予防の――学　157-158
→国際政治課題
脆弱性　vulnerability
子ども　39-40, 173-174
女性　26-27, 41
同性愛者　170
性的少数者　sexual minority　→同性愛者
政府　governments
求心力の低下　92
市民社会運動　105-109
人権　200-201
性別　sex　29-30, 41-42, 169-170
性暴力　sexual violence
感染　158-160
南部アフリカ　48
製薬企業　pharmaceutical companies　117-120
世界 HIV 陽性者ネットワーク　Global Network for and by People Living with HIV, GNP+　59, 103
世界エイズキャンペーン　World AIDS Campaign, WAC　104-105
世界エイズ計画　Global Programme on AIDS, GPA：WHO　64, 66, 94
世界エイズ・結核・マラリア対策基金（グローバルファンド）　Global Fund to Fight AIDS, Tuberculosis and Malaria　59, 84,

123
NGO　94
結核とマラリア　180
国際資金　84, 177-178
世界エイズ対策企業連合　Global Business Coalition on HIV/AIDS　59, 78, 97
世界エイズデー　World AIDS Day　99, 104-105, 215
世界銀行　World Bank　64, 71, 74, 79, 121, 171
世界経済フォーラム　World Economic Forum, WEF　78,118
世界疾病負荷研究 2010　Global Burden of Disease Study 2010　14
世界食糧計画　World Food Programme, WFP　72
世界的大流行（パンデミック）　pandemic　1-2, 58, 80, 138, 161
世界貿易機関　World Trade Organization, WTO　117, 121
世界保健機関　World Health Organization, WHO
初期対応　61-65, 72
治療　106, 119, 122-124, 126
母子感染予防　152-154
流行推計　11, 14
→世界保健総会
世界保健総会　World Health Assembly, WHO　107, 190
セックスパートナー数　number of sex partners　27
生涯の――　28
同時期の――　29, 44-45
セックスワーカー　sex worker
インド　140-141
タイ　22, 25, 75-76
ダイレクト――とインダイレクト――　22, 25
南アフリカ　46-47
説明責任　accountability　105
セブン・シスターズ　Seven Sisters　104
セロディスコーダント　serodiscordant　5, 25, 127, 146, 148
蠕虫類　helminths　44
創意工夫（長期的対策における）　innovation　217-219

た行

第一選択薬　first-line drugs　101, 132-133, 135, 213
第二選択薬　second-line drugs　132-133, 213
第三選択薬　third-line drugs　132-133
「代替」医療　“alternative” medicine　111
代替療法　substitution therapy　154, 156
大統領エイズ救済緊急計画　President’s Emergency Plan for AIDS Relief, PEPFAR：米国　59, 84-86, 98, 123, 177
大統領エイズ諮問委員会報告書　Presidential AIDS Advisory Panel Report：南アフリカ　50
タスク・シフティング　task shifting　131, 212
男性　men
感染　28-29
治療　124-125
暴力　47-48, 193-195
男性割礼手術　male circumcision　43-44, 138, 151-152
男性とセックスをする男性　men who have sex with men, MSM
感染　10, 22-24
予防　146-148
→同性愛者
地域流行　endemic　219
知的所有権の貿易関連の側面に関する協定　Agreement on Trade-Related Aspects of Intellectual Property Rights, TRIPS　117, 121, 199
注射針交換プログラム　needle exchange program　138-139, 156
注射薬物使用者　injecting drug users, IDU

な行

は行

グローバルファンド　84
→エイズ運動、国際政治、市民社会運動
費用　cost　175-179
直接――と間接――　171
治療　120, 123, 181-182
予防　146-148, 181-183
→資金
ビル・アンド・メリンダ・ゲイツ財団　Bill & Melinda Gates Foundation　49, 59, 79, 140, 177
福音派キリスト教会　evangelical Christians　98
ブルー・ダイヤモンド　Blue Diamond　105
プロジェクト・インフォーム　Project Inform　97
平均余命　life expectancy at birth　38-39, 110-111
『ペスト』*The Plague*　192
ヘルペスウイルス　Herpes simplex, HSV-2　44　→性器ヘルペス
法環境　legal enviroment　160
法廷闘争　legal action　51, 106
法律　laws
人権侵害　189
人権擁護　190 , 200
暴力　violence
性――　42, 158-160
同性愛者への――　194-195
保健指標評価研究所　Institute for Heslth Metrics and Evaluation, IHME　14
母子感染予防　prevention of mother-to-child transmission　152-154
母乳　breastfeeding　153
ホモフォービア　homophobia　194

ま行

マイクロビサイド　microbicide　6, 138, 210
マクロ経済　macroeconomy　171-173
マラリア　malaria
資金　84, 180
重感染　44
ミレニアム開発目標　Millenium Development Goals, MDGs　69, 82
無作為化比較試験　randaomized controlled trials　143
メディア　media　77-78
モロッコ・エイズ対策協会　Morrocan Association for the Fight against AIDS　196

や行

薬剤耐性　resistance
HIV　132, 213
結核、多剤耐性　multidrug-resistant, MDR　40
薬物使用者　drug users　→注射薬物使用者
薬物使用者自律支援　Auto-Support of Users of Drugs, ASUD　96
ユニバーサルアクセス　universal access
経過　123-125
長期的課題　209-210
陽性者数・陽性率　prevarence　10-11, 16-19
推計　11-14, 141-143
南部アフリカ　34-37
予防　prevention　137-138, 144-145
アクティビズム　95
効果測定　141-144
構造要因と性暴力　158-160
長期課題　210-211
治療　148-150
費用効果　180-181
リーダーシップ　157-158
革新（ルネッサンス）　161-162
→男性割礼手術、ハイリスク、ハームリダクション、暴露前予防内服、母子感染予防
予防内服・予防投与　prophylaxis
暴露前　138, 150-151
母子感染　138, 152-154

地域・国

人　名

Edwin 202
クシュネル，ベルナール Kouchner, Bernhard 116
グラスキン，ソフィア Gruskin, Sofia 190
グラント，ジェームズ Grant, James 63
クリントン，ビル Clinton, Bill 98
グルメク，ミルコ Grmek, Mirko 191
コーティニョ，アレックス Coutinho, Alex 101

さ行

ザラナイナ，クリスチャン Zaranaina, Christian 112
シディベ，ミシェル Sidibe, Michel 72, 216
シフマン，ジェレミー Shiffman, Jeremy 87
ジャメ，ヤヒヤ Jammeh, Yahya 112
シラク，ジャック Chirac, Jacques 116
ズマ，ジェイコブ Zuma, Jakob 51, 100
セラ，ホセ Sera, Jose 99
セン，アマルティア Sen, Amartya 68
ソンタグ，スーザン Sontag, Susan 191

た行

ダイブル，マーク Dybul, Mark 86, 177
タラントーラ，ダニエル Tarantola, Daniel 190
ツァバララ - ムシマング，マント Tshabalala-Musimang, Manto 50, 112
トバイアス，ランドール Tobias, Randal 86, 123
ドフェール，ダニエル Defert, Daniel 96

な行

中嶋宏 Nakajima, Hiroshi 64

は行

バーホフ，ハンス - ポール Verhoef, Hans-Paul 189
ハック，マブーブル Haq, Mahbubul 68
ハミド，ユスフ Hamied, Yusuf 120
ハレット，ティム Hallet, Tim 143
ピオット，ピーター Piot, Peter 72, 118
フーコー，ミシェル Foucault, Miche 191
ブッシュ，ジョージ・W Bush, George W. 85, 98
ブルントラント，グロ・ハーレム Brundtland, Gro Harlem 118
ブロック，マルク Bloch, Marc 1
ボール，ディートマー Bolle, Dietmar 103
ホルブルック，リチャード Holbrooke, Richard 79-80, 98

ま行

マーソン，マイケル Merson, Michael 64
マーラー，ハーフダン Mahler, Halfdan 61-63
マダボ，カリスト Madavo, Callisto 79
マン，ジョナサン Mann, Jonathan 63-4, 67, 188, 190
マンデラ，ネルソン Mandela, Nelson 78, 98-100, 117, 120, 125
ミチャイ，ウィラワイタヤ Michai Viravaidya 75, 101
ムギエニ，ピーター Mugyenyi, Peter 114
ムベキ，ターボ Mbeki, Thabo 34, 49-51, 99, 120, 124
メイ，ロバート May, Robert 26
モハエ，フェスタス Mogae, Festus 49, 124

ら行

ラート，マティアス Rath, Mathias 112
ラミー，パスカル Lamy, Pascal 121
ルアフマ，ジリムワガバボ Lurhuma, Zirimwagabago 111
ローレンツ，エドワード Lorenz, Edward 58